内湿证治辑要

主编　王文友

副主编　邓力军　季　菲　周英武　贺晓芳　安　苛

编委

贾兹晓　胡　昕　李汇博　张　静　焦玉梅
王　静　温　雅　戴建兴　王晓希　翟　翌
赵文麟　孙晓文　孙继华　刘春生　张　颖
袁　辉

编写单位

全国名老中医药专家传承工作室·王文友工作室

北京中医药薪火传承"3+3"工程王文友基层老中医传承工作室

人民卫生出版社
·北京·

图书在版编目（CIP）数据

内湿证治辑要 / 王文友主编 . —北京：人民卫生
出版社，2020.11
ISBN 978-7-117-30825-0

Ⅰ . ①内… Ⅱ . ①王… Ⅲ . ①祛湿（中医）- 研究
Ⅳ . ①R256

中国版本图书馆 CIP 数据核字（2020）第 209683 号

| 人卫智网 | www.ipmph.com | 医学教育、学术、考试、健康，购书智慧智能综合服务平台 |
| 人卫官网 | www.pmph.com | 人卫官方资讯发布平台 |

内湿证治辑要
Neishi Zhengzhi Jiyao

主　　编：王文友
出版发行：人民卫生出版社（中继线 010-59780011）
地　　址：北京市朝阳区潘家园南里 19 号
邮　　编：100021
E - mail：pmph @ pmph.com
购书热线：010-59787592　　010-59787584　　010-65264830
印　　刷：北京铭成印刷有限公司
经　　销：新华书店
开　　本：710×1000　1/16　印张：12.5　插页：4
字　　数：162 千字
版　　次：2020 年 11 月第 1 版
印　　次：2020 年 12 月第 1 次印刷
标准书号：ISBN 978-7-117-30825-0
定　　价：45.00 元

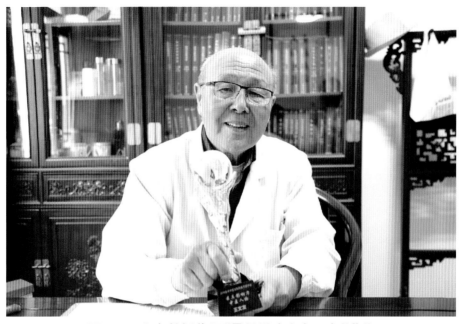

图 1　王文友教授获颁"最具影响力中医人物"奖

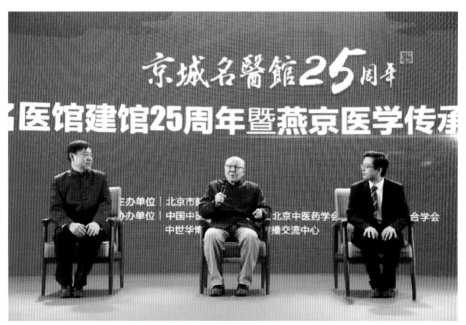

图 2　京城名医馆建馆 25 周年暨燕京医学传承发展系列学术活动专家访谈

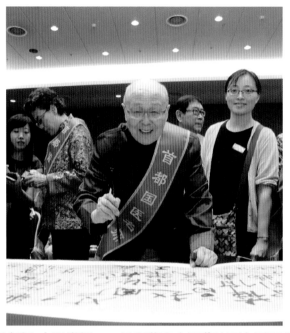

图 3　在"国医名师,中医脊梁——贯彻落实中医药法百名国医宣传活动"启动仪式上,王文友教授被授予"首都国医名师"称号

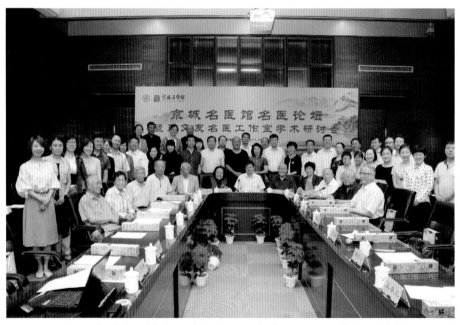

图 4　京城名医馆名医论坛暨王文友名医工作室学术研讨会

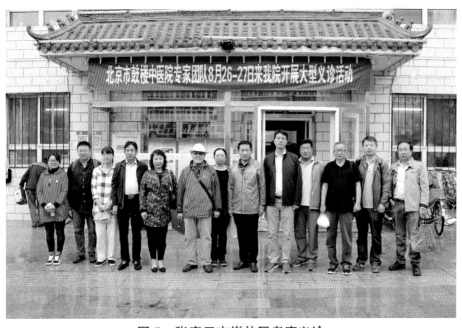

图 5　张家口市崇礼区考察义诊

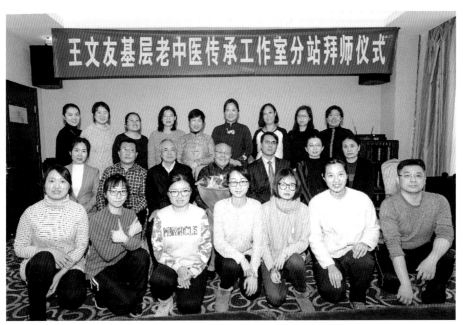

图 6　王文友基层老中医传承工作室潞河分站拜师仪式

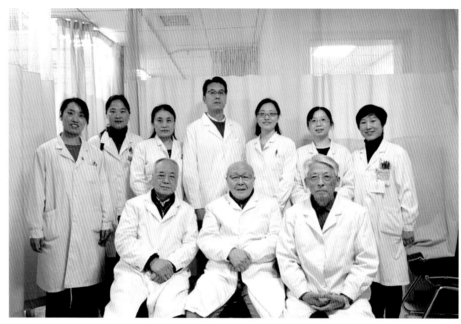

图7　王文友工作室成立 10 周年潞河分站健康义诊

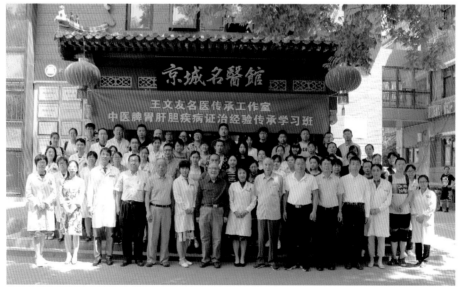

图8　中医脾胃肝胆疾病证治经验传承学习班开幕式

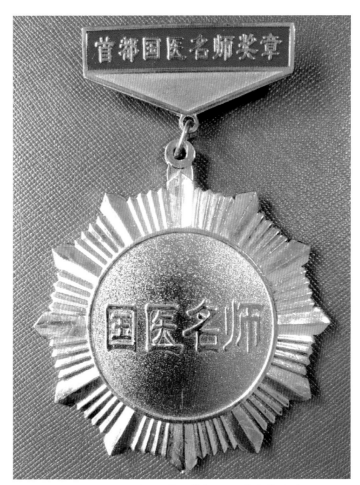

图9　王文友教授获"首都国医名师"奖章

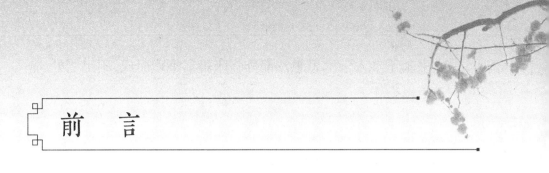

前　言

湿为六邪之一。《素问·调经论篇》曰："夫邪之生也，或生于阴，或生于阳。其生于阳者，得之风雨寒暑；其生于阴者，得之饮食居处，阴阳喜怒。"这是把邪以病因分为阴阳两类，外感六淫之邪生于外，故为阳邪；饮食情志及房室不节生于内，故为阴邪。《素问·阴阳应象大论篇》说"中央生湿"，中者四方所交，央者阴阳之所会，湿土生万物，独能旺于四季。《素问·经脉别论篇》又曰："饮入于胃，游溢精气，上输于脾，脾气散精……水精四布，五经并行，合于四时五藏阴阳，揆度以为常也。"说明精神、气血、津液均由脾气散精以周养全身的皮、脉、肉、筋、骨。阴阳气血的生化源于水火既济，上下相交，一升一降，一入一出，运行不息，均依仗中央脾胃之枢纽为之斡旋，故有"脾统四脏""脾为后天之本"的说法，可谓是中医基础理论的核心思想。

历代医家对湿邪十分重视，认为湿邪伤人最广，皆以治湿为第一要务。

由于历史的变迁，社会的发展，尤其是改革开放后人民生活水平普遍提高，饮食结构和习惯改变，过食肥甘，恣食生冷，加上情志失调，喜怒忧伤，郁闷过多，致伤脾胃，脾的运化功能受损，气化失司，水饮痰唾不能正常排泄。内湿伤人，上、中、下皆可致病。故应饮食有节，起居有度，情志安和，方可度百岁也。病因在防，治病更要勤求古训，博采众方。

本书在编写过程中，得到了北京中医药学会原秘书长、常务副会长刘殿永主任医师的大力帮助和支持，在此致以谢意。

　　本书基于本人学术思想及部分临床验案整理而成,不足之处,希望同道予以指正。

王文友

2019 年秋于北京

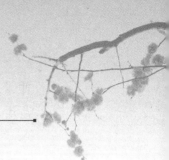

目　录

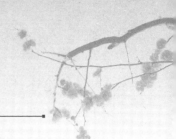

第一章　理论概述

第一节　内湿源流

在传统中医理论中，"湿"为最为重要的致病因素之一，既可以从外侵袭人体，也可由内而生。湿邪致病广泛，外达皮毛、肌腠、筋脉，内至脏腑、骨髓、气血，且往往缠绵难愈，故有"百病皆由湿作祟"之说。

中医学对"湿"的记载最早见于《五十二病方》，而《黄帝内经》（简称《内经》）《难经》《伤寒论》《金匮要略》等经典著作为湿病学奠定了理论基础。唐宋、金元时期湿病理论得到了进一步的发展，明确提出了湿分内湿、外湿。明清温病学派兴起，对湿热病进行了更加深入的研究，又将湿分为"阳湿""阴湿"，在临床辨治方面积累和总结了丰富的经验，使中医湿病学说愈加完善。

一、秦汉时期

《五十二病方·婴儿索痉》中称："索痉者，如产时居湿地久。"指出婴儿索痉的病因是环境潮湿，属于外湿致病。而《素问·至真要大论篇》则称"诸湿肿满，皆属于脾"，提出因湿所致的浮肿、胀满等病证都与脾有关，属于人体内生的湿邪。内湿的病因病机较为复杂。其产生主要源于脾的运化功能障碍，引起水湿、痰浊蓄积停滞，而脾主运化有赖于肾阳的温煦和气化，故当肾阳虚衰时，也会影响到脾而导致湿浊内生。故内湿的产生多与脾、肾二脏有关。《素问·阴阳应象大论篇》《素问·至真要大论篇》《灵枢·百病始生》等篇章对湿邪有大量的论述,已认识到其致病与地域、气候、节令、饮食等因素有关。《内经》还列出湿邪当"以淡泄之""以苦燥之""风胜湿""治以苦热"等原则,成为后世清热祛湿、芳香化湿、苦温燥湿、淡渗利湿等治湿诸法的源头。

仲景开湿病辨证论治之先河,在《伤寒论》中以"下、清、散"三法治疗湿热病证:在上焦者用栀子汤类方,在中焦用泻心汤类方,在下焦用白头翁汤、猪苓汤等,在少阳则用小柴胡汤类方。《金匮要略》记载了下血、下痢、胎动、中暍、浸淫疮、谷疸、酒疸、女劳疸等涉及多个学科的湿病,"湿家""寒湿在里"等表述启发了后世"内湿"之说。《金匮要略》治黄疸、狐惑等内生湿病以利小便为主要治则,佐用白术、茯苓等以健脾;治暍病、风水、湿病等外感湿邪疾病则常用麻黄等辛药微发其汗。仲景创立了麻黄加术汤、麻杏苡甘汤、五苓散、苓桂术甘汤、茵陈蒿汤等诸多治疗湿病的代表方剂,又倡导"病痰饮者,当以温药和之"的用药原则,还提出了忌大汗、慎利下、禁火攻等治湿禁忌。

二、唐宋时期

隋代巢元方的《诸病源候论·湿病诸候》记载:"湿病,由脾胃虚弱,为水湿所乘,腹内虫动,侵食成也。多因下利不止,或时病后,客热结腹内所为。其状,不能饮食,忽忽喜睡,绵绵微热,骨节沉重,齿无色,舌上尽白,细疮如粟。"指出湿病的内因为素体脾胃虚弱,又外受水湿侵袭,内外合邪而为病,并详细地记录了一系列具有代表性的临床症状。

唐宋医家对脾胃与湿病的联系更为关注。《备急千金要方》所载痔湿痢、热痢、积热、胀满等病都属于脾胃病。《外台秘要》指出,黄疸、下痢等病源于"水谷相并""积于脾胃",是由脾胃不能运化水谷而内生湿热。《太平惠民和剂局方》称黄疸的病因是"脾胃受湿""湿热相搏"。

杨士瀛《仁斋直指方》称:"湿能伤脾,脾土一亏,百病根源,发轫于此矣。滞而为喘嗽,渍而为呕吐,渗而为泄泻,溢而为浮肿。湿瘀热则发黄,湿遍体则重着,湿入关节则一身尽痛,湿聚痰涎则昏不知人。至于为身热,为鼻塞,为直视,为郑声,为虚汗,为脚气,为腹中胀,脐下坚,为小便难,大便自利,皆其证也。"提出脾土是湿病病机发展变化的核心,也着重强调了湿邪致病广泛,症状多样。

孙思邈指出,治疗湿病,在用药上应"顺天时,合地理",强调因人、因时、因地而宜的原则。《备急千金要方》指出"凡四时之中,皆不得久立久坐湿冷之地",体现了治疗湿病以预防为主的"治未病"思想。

朱肱《类证活人书》曰:"其人常伤于湿……不可发汗,汗出必不能言,耳聋。"指出治湿不可发汗的禁忌,其创立的白虎加苍术汤在后世湿病的治疗中应用十分广泛。

三、金元时期

金元时期,医家对于内湿、外湿的概念逐渐清晰,湿病理论更加丰富。金元四大家之一的刘完素认为,内湿产生的原因是"水液不能宣行",在湿病治疗上提倡"风胜湿""土余治之以风""脾盛治之以燥",治疗多用辛苦寒药,如芍药汤、栀子柏皮汤等方。

张子和《儒门事亲·过爱小儿反害小儿说》曰"伤乳过多,反从湿化",论述了小儿乳食过多而致湿热吐痢等病机,还明确了湿热是消渴的病因之一,提出"白术除脾湿"之说,并以汗、吐、下三法治疗湿病,别具一格。

李东垣最为重视脾胃内伤,《脾胃论·用药宜禁论》曰:"人禀天之湿化而生胃也,胃之与湿其名虽二,其实一也。"他指出湿病多与脾胃有关,认为湿能损伤阳气,创立了"升阳除湿"治法,为湿病的临床论治提供了新的思路,还拟定了清暑益气汤等名方,以人参、黄芪、甘草为健脾除湿"圣药"。

朱丹溪注意到湿热致病在东南地区尤为广泛,六淫之中"十居八九"。除环境因素外,湿病的发病还与饮食、体质有关。在治疗方面,其提出应将湿病以内湿、外湿论治,外湿"治当汗散,久者宜疏通渗泄",内湿则当"审其元气多少,通利其二便"。他还主张治疗湿病应按三焦分部,创立了治湿热的名方二妙散。

四、明清时期

明清时期温病学说蓬勃发展,对暑湿、湿温、湿疟、伏暑、霍乱等多种湿热温病的研究更加深入细致。诸多医家进一步认识到湿邪致病广泛。其病机发展以中焦为核心,可上逆于肺,下流于肠,横泛肌肤,遍及三焦。

张介宾集诸家之所成,更加全面地对湿病病因病机加以总结。《景岳全书·湿证》云:"湿之为病,有出于天气者……有出于地气者……有由于饮食者……有由于汗液者;有湿从内生者……悉由乎脾肾之亏败。"

陆子贤《六因条辨·伤湿辨论》曰"阳湿者,胃热恒多,即为湿热;阴湿者,脾阳必衰,即为湿寒",将湿病明确分为阴、阳两类,并总结其治法为"阳湿者,主以苦辛,阴湿者,主以苦温,俱当以淡渗佐之"。

叶天士《温热论》称"外邪入里,里湿为合",湿病的病变中心在脾胃,内湿、外湿在湿病的发生和发展过程中相互影响。他对湿热病的治则治法首次进行系统总结,指出治疗当分消湿热,倡用分消走泄之法,开上、畅中、渗下,使邪从三焦分化,并举杏仁、厚朴、茯苓等为代表药物。重视调畅气机,辨证湿偏重者用芳化、宣畅、淡渗的药物,热偏重者用清胃燥脾之品。还提出"湿胜则阳微",须顾护阳气,通阳之法"不在温",而是利小便以祛湿。病之后期湿热未尽,调护要"淡泊食物,清肃胃口"。

薛生白认为湿热属"太阴内伤""客邪再至",以内因为要,致病重而速,邪从口鼻"直趋中道""多归膜原"。湿热易留恋气分,"属阳明太阴经者居多"。其病机转变取决于脾胃虚实,中气实则病归阳明,虚则病归太阴,病在二经之表则兼及少阳三焦,在二经之里则波及厥阴风木,皆可致相火肆逆。治疗当"湿热两分,三焦分治",以芳香宣化治上焦,苦温燥湿治中焦,淡渗利湿治下焦,总结为宣、化、燥、渗四法。

吴鞠通称湿热病系"内不能运水谷之湿,外复感时令之湿"而致。邪由肌表或口鼻而入,前者郁遏卫阳而见表证,后者"由募原直走中道"。《温病条辨》用于湿热病的方剂,用药以祛湿清热为主,辅以调理气机。上焦证开宣肺气,使气化则湿化;中焦证用苦辛之法恢复气机升降,利水渗湿;下焦证酌减清热药物,辅以补虚。

石寿棠《医原》曰,"内湿起于肺脾肾""阳虚必生内寒,内寒必生内湿",指出肺脾肾阳虚是内湿发生的必要因素,在治疗湿病中以补脾为先,还要兼顾肺、肾及三焦的调节,使湿病的治疗更加趋于完善。

(季菲　李汇博)

第二节　病因病机

一、病因分类

在中医理论体系中,致病因素被分为外感病因、内伤病因、病理产物性病因和由金石、虫兽所伤等其他病因四大类。

外感病因和其他病因非本书讨论的重点,故不在此赘述。

内伤病因是指人体的情志、饮食、劳逸等不循常度,导致气机紊乱,成为脏腑受损的致病因素。

七情内伤指喜、怒、忧、思、悲、恐、惊七种情志变化过于突然、强烈或长期、持续不解,引起脏腑气机紊乱、功能失调而为病。由于病起于内,故称"七情内伤",是造成内伤病的主要致病因素之一。七情内伤致病包含两方面的内容:一是导致疾病发生或诱发疾病;二是影响病情发展与转归。七情内伤致病,可直接伤及内脏。其基本规律是:怒伤肝,喜伤心,思伤脾,悲伤肺,恐伤肾。同时,一种情志亦可伤及多脏,如:暴怒伤肝,亦可横逆,乘脾犯胃,出现臌胀、飧泄、呃逆、呕吐等症;思虑太过,不但损伤脾胃,亦能耗伤心血,神失所养,出现心悸、失眠多梦等症。由于肝的疏泄功能可调畅情志,关系到机体全身气机的运转,因此,七情致病导致脏腑气机紊乱,必然影响到肝的疏泄功能太过或不及,所以肝失疏泄也是情志致病发病机制的关键。又由于脾胃为人体脏腑气机升降运动的枢纽,为气血生化之源,故各种情志伤脏,常可损伤脾胃,导致脾胃纳运升降失常。所以说,情志所伤为害,又以心、肝、脾(胃)和气血的功能失调为多见。七情致病伤及内脏,主要是影响脏腑的气机,使脏腑气机升降失常,气血运行紊乱。不同的情志刺激,对气机的影响也有所不同。古人认为思发于脾,思则气结,故思虑过度会影响脾气,导致脾的运化无力,胃的受纳腐熟失职,出现纳呆、脘腹胀满、便溏等脾失健运所致的内湿之证。怒则伤肝,大怒之时肝气横逆犯脾,同样会导致脾之运化失职,内湿由此而生。

　　饮食失宜可分为三类。一是饮食不节,有失常度。在物质不发达的时代,更多表现为饥饱失常、饮食无时,吃了上顿没下顿;随着经济的发展、人民生活水平的逐渐提高,很多患者出现了由于过食而致病的情况。罗天益《卫生宝鉴》云:"若贪多务饱,饫塞难消,徒积暗伤,以召疾患。盖食物饱甚,耗气非一,或食不下而上涌,呕吐以耗灵源,或饮不消而作痰,咯唾以耗神水,大便频数而泄,耗谷气之化生。"这段话精辟地论述了过食导致脾胃运化失司而致呕吐、泄泻等内湿之证。二是饮食偏嗜,如寒热偏嗜、五味偏嗜、偏嗜烟酒等。"昔日王谢堂前燕,飞入寻常百姓家",今昔生活大不同。《素问·生气通天论篇》云"膏粱之变,足生大疔",指的就是过食肥甘厚味而生湿热,湿热内蕴、气血运行不畅而引起的疔疮病变。三是所食之物不洁或不当,多是由于缺乏良好的卫生习惯,进食陈腐变质,或被疫毒、寄生虫等污染的食物。

劳逸过度包括过劳和过逸。过劳包括劳力过度、劳神过度和房劳过度。《黄帝内经》提出了五劳七伤的概念。其中,五劳是久视、久卧、久坐、久立、久行五种过度劳累而致病的因素的合称,七伤指食伤、忧伤、饮伤、房室伤、饥伤、劳伤、经络营卫气伤的合称。过逸,即过度安逸,主要包括体力过逸和脑力过逸两个方面。

病理产物性病因是在疾病过程中,由于脏腑功能失调、气血津液代谢失常而产生的某些有害物质,如痰饮、瘀血、结石等,这些病理产物形成后,滞留体内,作为新的致病因素,引发机体更为复杂的病理变化,导致新的病证,又称为继发性病因。病理产物性病因既是病理产物,又是致病因素,具有双重性。

（邓力军）

二、五脏的关联

中医理论体系强调以五脏为中心的整体观,以五脏为中心,将人体所有器官分为五个系统。每个系统内的不同器官虽然各自发挥独特的生理功能,但相互之间密切关联,协调统一,是既分工又合作的整体。在人体水液代谢和内湿病证产生的过程中,五脏之间的关联也是值得注意的问题。

脾为"后天之本",是消化、吸收、输布营养和水液的主要器官,主运化、主升清。脾主运化,指脾具有将水谷化为精微,并将精微物质转输至全身各脏腑、组织的功能,包括运化水谷和运化水湿两个方面。脾运化水谷的过程:一是通过脾的磨谷消食作用使饮食化为水谷精微,二是吸收水谷精微并将其转输至全身,三是将水谷精微上输心肺而化为气血等重要生命物质。运化水湿又称运化水液,是指脾对水液的吸收和转输,调节人体水液代谢,即脾配合肺、肾、三焦、膀胱等脏腑,调节、维持人体水液代谢平衡。脾主运化水湿是调节人体水液代谢的关键环节。脾在运输水谷精微的同时,还把人体所需要的水液(津液),通过心、肺而运送到全身各组织中去,以起到滋养濡润的作用,又把各组织、器官利用后的水液,及时地转输给肾,通过肾的气化作用形成尿液,送到膀胱,排泄于外,从而维持体内水液的平衡。脾居中焦,为人体气机升降的枢纽,故在人体水液代谢的过程中起着重要的作用。脾运化水湿的功能健旺,才能做到既能使体内各组织得到水液的充分濡润,又不致使水湿过多而潴留。

《素问·经脉别论篇》云:"饮入于胃,游溢精气,上输于脾,脾气散精,上归于肺,通调水道,下输膀胱,水精四布,五经并行。合于四时,五脏阴阳,揆度以为常也。"可见,机体的正常水液代谢是由肺、脾、肾、三焦、膀胱之气化共同完成的。脾与肺、脾与肝、脾与肾、脾与胃都存在相互依存的关系。

脾主运化水谷和水液,为气血生化之源;肺主气,司呼吸,主宣发、肃降,通调水道。二者的关系,表现在气的生成和水液输布上。自然界的清气和水谷之气是气的主要来源,肺气有赖水谷之气的不断补充,脾能助肺益气,脾的运化功能也要靠肺吸入的清气推动。故有"土生金""脾为生气之根,肺为主气之枢"之说。同时,肺宣发、肃降助脾运化水液,脾输津于肺是肺通调水道的条件,也是肺中津液的来源。

脾与肝的关系表现在消化和统血两个方面。肝主疏泄,脾胃升降正常,土得木能达;肝藏血有赖于水谷精微的补充,脾统血可助肝藏血。脾气健运,生血有源,统血正常,肝有所藏。

脾与肾主要是先天与后天的关系。肾为先天之本,是元气的发源地;肾主水,具有主持和调节人体水液代谢的功能。这一功能通过肾的气化来实现。肾中精气是津液生成、输布和排泄的原动力,肾的气化与尿液的生成和排泄直接相关。脾为后天之本,气血生化之源,主运化水液。脾阳根于肾阳,脾的运化依赖于肾阳的温煦,肾中精气靠脾运化的水谷精微补充。

脾与胃相表里。脾主运化,以升为健,胃主受纳,以降为和,二者共同完成饮食的消化吸收。脾为阴脏,喜燥恶湿;胃为阳脏,喜润恶燥。脾运化水液,为胃行津液,胃津充足,受纳、腐熟水谷正常;胃受纳、腐熟水谷,是脾运化的基础。《素问·藏气法时论篇》中指出:"五谷为养,五果为助,五畜为益,五菜为充,气味合而服之,以补精益气。"这里的"五"是泛指,涵盖了自然界赐予人类的一切谷物、果品、肉类、蔬菜,它们均有滋补作用,食之能够强身健体。"合而服之"是指谨食五味、不可偏嗜,以杂合各类食物的营养维护健康。这段话可以称之为饮食的指导纲领。只有全面而合理的平衡饮食,才能维持脾胃的生理功能,使水液代谢正常进行,避免内湿的产生。

（邓力军）

三、内湿的病因病机

内湿是指由于肺、脾、肾等脏腑调节水液代谢功能失调,导致津液输布、排泄障碍而水湿痰浊停聚的病理变化。作为水液代谢的病理产物,内湿虽与肺、脾、肾等诸多脏腑都有关联,但与脾的关系最为密切。脾的运化失职是湿邪内生的关键。故《素问·至真要大论篇》称"诸湿肿满,皆属于脾"。

脾不运湿,水液不化,聚而成湿,停而为痰,留而为饮,积而为水。痰和饮都是机体水液代谢障碍所形成的病理产物,属于继发性病因。痰又可分为"有形之痰"和"无形之痰"。"有形之痰"是指视之可见、闻之有声,或触之可及的实质性痰浊;"无形之痰"是指只见其症,不见其形的痰病。饮即水液停留于人体某一局部者,常停聚于胸、腹、肠、胃之中,因其所停留的部位及症状不同,而分为"痰饮""悬饮""溢饮""支饮"等。从形质区分:稠浊者为痰,清稀者为饮,更清者为水,湿则呈弥散状态。湿邪多以困阻脾胃为主;水多泛溢于肌表,或停于胸腹;饮常留积于肠胃、胸胁、腹腔及肌肤;痰可随气流行,无处不到,无处不害,造成多种复杂的病证。水、湿、痰、饮之间又关系密切,既可同时并存,又可相互转化,水化生湿,湿聚为水,积水成饮,饮凝成痰。因而某些情况下并不能截然分开,常合称为水湿、水饮、痰饮、痰湿等。

生活方式也与内湿的形成有着重要的联系。随着生活质量、饮食结构及工作环境的变化,内湿已经成为脾胃病的重要因素。现代生活的快节奏往往导致人们饮食不节,或暴饮暴食,或过食肥甘之品,或饥饱无常,或嗜烟酗酒,必然导致脾胃不堪重负,胃失和降,脾失健运,湿滞内生。正如《素问·痹论篇》所说"饮食自倍,肠胃乃伤"。同时科技的进步使生活设施越来越便利,出行以车为便,娱乐以电脑、手机为主,少动已成通病,不动则气血运行不畅,脾胃之气升降失常,运化不利,故湿从内生。空调、冰箱的普及,导致人们长期在冷气环境中生活,且恣食生冷之品,往往引起汗孔紧闭,腠理拘急,开合失常,湿邪不能外泄,最易形成风寒包裹湿热的内湿证。当前社会竞争激烈,很多人工作紧张,压力过大,导致情志不畅,肝气郁结,木克脾土,出现脾虚湿滞。此外,由于现代人对养生的追求不当,很多人自行服用补品,导致内伤脾胃,湿邪难去,在疾病的恢复期盲目进补还可引起闭门留寇,疾病复发。

生活环境对内湿的形成也起着一定的作用。俗话说:"一方水土养一方人"。我国幅员辽阔,各地的地理环境、气候条件相差很大。《素问·异法方宜论篇》云:"东方之域,天地之所始生也,鱼盐之地,海滨傍水。其民食鱼而嗜咸,皆安其处,美其食。鱼者使人热中,盐者胜血,故其民皆黑色疏理,其病皆为痈、疡";"西方者,金玉之域。沙石之处,天地之所收引也。其民陵居而多风。水土刚强,其民不衣而褐荐,其民华食而脂肥,故邪不能伤其形体,其病生于内";"北方者,天地所闭藏之域也,其地高陵居,风寒冰冽,其民乐野处而乳食,藏寒生满病";"南方者,天地所长养,阳之所盛处也。其地下,水土弱,雾露之所聚也。其民嗜酸而食胕,故民皆致理而赤色,其病挛痹";"中央者,其地平以湿,天地所以生万物也众,其民食杂而不劳,故其病多痿厥寒热"。可见,由于东、西、南、北、中五方地域不同,地理环境、饮食嗜好、气候物产各异,人们所患的疾病也各不相同。国土的中央区域,地势平坦,水源丰富,物产较其他地区丰富,因此,人们的食物品种繁多,生活比较安逸,劳动较少,易发生痿厥、寒热一类的疾病。可见,丰厚的食物,较少的劳动,生活的安逸,会使人发生气血涩滞不畅的病症,以及由抗病能力下降引发的寒热病症。我国一些地区比较潮湿,如四川、湖南、湖北,当地居民饮食以燥胜湿为主,饮食偏辣,川菜、湘菜以辣而著名;而在气候炎热的广东和福建,居民的饮食则以清热利湿为主,煲汤常用苡米、扁豆、凉茶,更选用许多清热祛湿药。这种饮食习惯,是地域性养生的具体表现。因地制宜则为顺。若变换了地域环境,仍保持原来的饮食习惯,就难免出现偏差。现代社会无论在哪里都能尝到全国甚至世界各地的美食,人们在大饱口福的同时,也埋下了脾胃受损的祸根。

（邓力军）

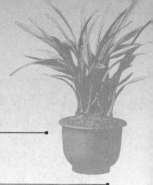

第二章　辨证论治

第一节　四　诊　要　点

内湿证的临床表现较为复杂。其病位可上、可中、可下，或有他邪兼夹。临证中常常通过问诊了解不良生活习惯以帮助诊断，在此基础上，还要进一步掌握内湿的发病规律和特点，以求做出正确的辨证。

湿困上焦，清阳不能伸展，则头重如裹、如蒙。《素问·生气通天论篇》说："因于湿，首如裹"。由于脾运失常，食不化精，气血不足，故面色萎黄，神疲乏力或面垢、眵多。

湿阻中焦，脾失健运，故纳呆食少，口中黏腻，食不知味。若有碍津液上达，则渴不欲饮；湿蕴胸中，气机不畅，则胸闷痞满；浊气上逆，则呕恶噫气。

湿在下焦，可见便溏浮肿，肢体困重。如湿滞大肠，则大便溏泄、下痢脓血；湿阻热郁则小便浑浊或妇女带下量多、色黄。

此外，舌苔和脉象的表现及变化对内湿的诊治尤为重要。由腻苔的厚薄，可辨内湿的多少；从腻苔的部位，可辨内湿在上、中、下焦。一般而言：内湿初起，舌苔薄腻，脉象濡滑或濡缓；若湿从热化，舌苔则为黄腻，舌质红甚至绛，脉象滑数，则为湿热交蒸之征，此时须明辨湿重于热或热重于湿。若湿从寒化，则舌苔转为薄腻而滑，或舌淡白胖大，脉象濡缓或细缓。

（邓力军）

一、望诊

望诊即通过视觉对人体的全身、局部及排出物等进行观察,以了解健康状态,诊察病情的方法。

1. 望神

《灵枢·本神》曰:"故生之来谓之精,两精相搏谓之神。"望神是指通过观察人体生命活动的整体表现来判断健康状态、了解病情的方法。其既包括对脏腑功能活动表征的观察,也包括对意识、思维、情志活动状态的审察,是对神气与神志的综合观察和判断。

(1)望目:目光炯炯精彩内含,两目运动灵活为有神,说明脏腑精气充足;若目无光彩、晦暗,两目运动呆滞为无神,说明脏腑精气虚衰。

(2)面色:皮肤荣润,红光满面,为神气充盛之象;皮肤枯槁,面色晦暗,乃神气衰败之征。

(3)神情:若神志清晰,思维有序,表情自然,表明心神健旺;反之,若神识不清,思维紊乱,表情淡漠,表明心神已衰。

(4)体态:凡形体丰满,动作敏捷,转摇自如,多属精气充盛;若消瘦枯槁,动作迟缓,转侧艰难,多属精气衰败。

2. 望面部

望面部包括望面部色泽、形态和望五官。

(1)望面色:面色萎黄,多属脾胃气虚,气血不足;若面色黄而虚浮,则属脾虚湿蕴。面黄而肥盛多为胃中有痰湿。面目一身俱黄者,称为黄疸。其黄而鲜明如橘皮色者为阳黄,多由湿热蕴结所致;黄而晦暗如烟熏者为阴黄,多因寒湿困阻而成。面色㿠白虚浮者,则多属阳虚水泛。面色黧黑、晦暗,多属肾阳亏虚,为阳虚火衰,失于温煦,浊阴上泛所致。若眼眶周围发黑,多属肾虚水饮内停,或寒湿带下。白睛发黄为黄疸的主要标志,多因湿热内壅或寒湿内困。黑睛深层呈圆盘状翳障,障碍视力,为混睛障,可由湿热熏蒸所致。

（2）望面形：胞睑肿胀目胞浮肿,如新卧起之状,皮色不变或较光亮,是水肿病初起之征象。面部浮肿,皮色不变,多见于水肿病。眼球突出（眼突）而喘属肺胀,多因痰浊阻肺,肺气不宣,呼吸不利所致。

（3）望五官：眼部赤脉胬肉,从眦角横布白睛,渐侵黑睛,为湿热壅盛、脉络瘀滞所致。眼生翳膜,斑翳生于黑睛,视物障碍,多由热毒、湿热、痰火所致。耳中肿痛,耳聋或耳流脓液多属肝胆湿热。

3. 望形体

（1）望体形：《素问·三部九候论篇》说："必先度其形之肥瘦,以调其气之虚实。"正常人一般胖瘦适中,而体形肥胖者为"肉盛于骨"。若胖而能食,为形气有余;肥而食少,皮肤细白,少气乏力,是形盛气虚,常多痰湿积聚,即所谓"肥人多痰""肥人湿多"。

（2）望皮肤：皮肤水肿有阳水与阴水之分。阳水以肿起较速,眼睑、颜面先肿,继则遍及全身为特征,多由外感风邪、肺失宣降所致;阴水以肿起较缓,下肢、腹部先肿,继则波及颜面为特征,多由脾肾阳衰、水湿泛溢所致。白㾦为高出皮肤的小疱疹,大小如粟,形圆色白,透明晶莹,根部皮肤不变,擦破则有少许水液流出。其为感受温热加湿,湿郁卫分,汗出不彻而致。丹毒,赤色显于皮肤表面,如涂丹砵,边缘清楚,热痛并作。若红片中有黄白色细粒,大小不等,或流水浸淫,皮肤表面破溃,是火毒兼有湿热。

（3）望胸腹：胸廓前后径较常人增大,与左右径几乎相等,呈圆桶状,多为素有伏饮积痰,壅滞肺气,病久伤及肾气,肾不纳气,日久胸廓变形所致,见于久病咳喘之患者。腹部胀大,伴周身俱肿者,为水肿病,由肺、脾、肾三脏功能失调,水湿内停所致;若仅见腹部肿大,四肢消瘦者,为臌胀,多因肝气郁滞或脾虚,以致气滞水停血瘀。

（4）望肢体：肢体肌肉萎缩,筋脉弛缓,软弱无力,甚则痿废不用,多见于痿病,可由湿热浸淫,或脾胃虚弱所致。四肢关节肿胀,灼热疼痛者,多由湿热郁阻经络,气血运行不畅所致,常见于热痹。手指变形,指关节呈梭状畸形,活动受限,称为梭状指,多由风湿久蕴,痰瘀结聚所致。膝部关节肿大疼痛,股胫肌肉消瘦,形如鹤膝,称为"鹤膝风",多由气血亏虚,寒湿久留,侵于下肢,流注关节所致。小腿青筋怒张隆起,形似蚯蚓,多由寒湿内侵,络脉血瘀所致,常见于长时间负重或站立者。足跗肿胀,或兼全身浮肿,多见于水肿。膝部肿大,红肿热痛,屈伸不利,多由风湿郁久化热所致,常见于热痹。

4. 舌诊(望舌)

舌诊指通过观察舌质、舌苔的变化,以了解人体生理功能和病理变化的诊察方法,是中医独具特色的诊法之一。

(1)望舌质:舌淡白湿润,舌体胖嫩,多属阳虚水湿内停。舌淡紫而湿润,可由阴寒湿内盛,阳气被遏,血行凝滞所致。舌淡白胖嫩,边有齿痕又兼见裂纹者,多属脾虚湿侵。舌淡胖大而润,舌边有齿痕者,多属寒湿壅盛,或阳虚水湿内停。舌红胖大者,多由脾胃湿热与痰热相搏,湿热痰饮上泛所致。舌红而肿胀满口,舌有齿痕者,为内有湿热痰浊壅滞。舌体强硬、胖大兼厚腻苔者,多由风痰阻络所致。舌歪斜多属肝风内动,夹痰或夹瘀,痰瘀阻滞经络。舌短缩而胖,苔滑腻者,多由脾虚不运,痰浊内蕴,经气阻滞所致。

(2)望舌苔:苔白厚腻,多为湿浊内停,或为痰饮、食积。舌苔厚白滑主湿浊内盛,寒湿痰饮,常兼见舌质淡白。厚白干苔主湿浊化热伤津。苔白带有黑点,苔白见黑纹而黏腻,则为脾困湿邪。苔布满舌,白如积粉,舌赤,主湿热内蕴、湿遏热伏或瘟疫初起。苔淡黄而润滑者,称黄滑苔,多为寒湿、痰饮聚久化热。苔黄腻者,主湿热或痰热内蕴,或为食积化腐。舌苔黄燥带灰色,大便硬结,是里湿化热,热盛伤阴。苔灰黑而湿润多津,多见于寒湿病,属重证。舌中根部显灰黑苔,舌面湿润,多为阳虚寒湿内盛,或痰饮内停。舌边尖见黄腻苔,中部为灰黑苔,多为湿热内蕴,日久不化所致。霉酱苔,多由胃肠素有湿浊宿食,积久化热所致,亦可见于湿热夹痰。

5. 望二阴及排泄物

阴囊肿痛,破溃流黄水而黏者,是湿热下注。痰多而白,咯之易出多为湿痰。大便黄如糜状,溏黏且恶臭者是肠胃湿热。小便色黄多有湿热证。小儿尿如米泔,多是肠胃湿热。

二、问诊

问诊要全面,包括问患者姓名、年龄、性别、民族、婚姻、籍贯等内容,特别是职业、居处、个人生活习惯等情况,与湿病的发生有密切关系。

1. 问饮食

(1)问食欲:食欲减退多由脾胃亏虚,或湿邪困阻脾胃所致。纳呆腹胀,胸闷恶心,呕吐泄泻,头身困重,苔腻,脉滑者,属湿邪困脾。厌食油腻,伴脘闷腹胀,泛恶欲呕,便溏不爽,肢体困重者,为湿热蕴脾。若厌油伴身目发黄,胁肋胀痛,口苦咽干,属肝胆湿热。

(2)问口渴饮水:口渴而喜热饮,饮水不多或水入即吐,为阳虚津液不布,或湿邪内阻。口渴喜冷,但不欲饮水或饮水不多,可见于湿热内蕴,津液输布失常。

(3)问口味:口苦见于肝胆湿热,口中黏腻见于脾胃湿困,口淡乏味,常伴食欲减退,属脾胃虚弱,或寒湿内阻。口中甜而胶黏,脘闷不舒,舌苔黄腻,可见于脾胃湿热。口中咸味,多见于肾阳亏虚,寒水上泛。

2. 问寒热

午后潮热,兼见身热不扬、头身困重,是湿热证特有的一种热型,常见于湿温病,这种典型症状的成因是湿遏热伏。

3. 问汗

黄汗,为汗出色黄而粘衣,为湿困皮毛腠理,热郁蒸于内而发,或因风湿热邪交蒸所致,多见于腋窝部。中焦湿热蕴结,湿郁热蒸,迫津上越,常见头面汗出,兼见身重倦怠、胃脘痞满、舌苔黄腻、小便不利等症状。半身汗出,多由风痰、痰瘀、风湿等阻滞经络,营卫不调,气血失和所致。

4. 问妇人经带

(1)月经异常:月经后期,经色紫暗,夹有血块,可由气滞血瘀、寒凝、痰湿阻滞所致。月经过少,可由痰湿阻滞,血行不畅所致。闭经,兼体胖面浮,胸闷腹胀,纳少痰多,气短乏力,多为湿盛痰阻。痛经,小腹灼痛拒按,平素带下黄稠臭秽,多属湿热蕴结。

(2)带下异常:白带质稀如涕,淋漓不绝而无臭味,多由脾肾阳虚,寒湿下注所致。白带状如凝乳或豆腐渣,多由湿浊下注所致。黄带质黏臭秽,多由湿热下注或湿毒蕴结所致。赤白带,可由肝经郁热,或湿毒蕴结,损伤络脉所致。

5. 问二便

(1)问大便:泻下清稀如水,便色淡黄,粪质较少,气味腥臭,肠鸣腹痛,苔白口淡者,属寒湿泄泻。泄泻腹痛,泻而不爽,粪色黄褐,气味臭秽,兼见肛门灼热,伴小便短赤者,属湿热泄泻。大便黄褐而臭,兼有发热,腹痛腹胀,口渴,舌苔黄腻者,属大肠湿热。下利赤白,多因湿热阻困肠道,壅阻气机,伤及血络。里急后重,便出不爽,是湿热内阻,肠道气滞之故。排便时肛门灼热,或肛门重坠,腹痛拘急,时时欲泻,大便色黄褐,臭秽,或见脓血便,属大肠湿热。

(2)问小便:尿少而见肌肤浮肿者,由肺、脾、肾三脏功能失常,津液输布障碍,水液停聚,泛滥肌肤所致。小便频数、短赤,尿急尿痛,小便涩滞不畅,常见于淋病,多属湿热蕴结下焦,膀胱气化不利。癃闭实证者,多为湿热下注、瘀血内阻,或结石阻塞。小便浑浊如膏脂,或尿时疼痛,苔黄腻,脉滑数者,为膏淋,由湿热下注膀胱所致。尿中夹有砂石,兼见小便短赤疼痛,或有尿血,为石淋,属湿热内蕴膀胱。小便失禁亦可见有因湿热、瘀血阻滞,致膀胱失约,气机失常者。

6. 问头身

（1）问头目：头晕而重，如物缠裹，痰多苔腻者，多由痰湿内阻，清阳不升所致。目眵增多，目赤流泪，多见于肝经湿热循经上犯。新病、突发耳鸣耳聋，按之不减，耳孔流水，耳垢增多或有异味，常属肝胆湿热实证。

（2）问胸胁：胸闷咳喘痰多者，多由痰饮停肺所致。胸闷壮热，鼻翼煽动，可见于痰热壅肺者。心悸喘促伴下肢或颜面浮肿，多属阳虚水泛，水气凌心。心悸时作时止，胸闷痰多，多属胆郁痰扰，心神不安。胸闷痛连及肩背，时痛时止，伴心悸气短，为心阳不振，痰湿瘀血内阻。胁肋胀痛，发热或伴寒热往来，身目发黄，口苦，苔黄腻者，多由肝胆湿热所致。

（3）问脘腹：脘痞，纳呆呕恶，苔腻者，多为湿邪困脾。腹胀冷痛、呕吐清水，多为寒湿犯胃或脾胃阳虚。腹胀，呃逆呕吐，腹部按之有水声，多属痰饮。

（4）问肢体：身重，脘闷苔腻者，多由湿困脾阳，阻滞经络所致。身重浮肿，为水湿泛溢肌肤所致。身痒亦可由湿热浸淫所致。腰背、肢体沉重麻木，见于痰湿、寒湿阻滞经脉，如伴有关节疼痛，痛处不移，兼有身重困倦，则为着痹。乏力身重，困倦，或伴纳呆脘痞，苔腻，脉濡者，多为湿困。身重乏力伴面色萎黄，便溏或稀便，食少腹胀者，多为脾虚湿盛。

7. 问睡眠

（1）问失眠：不易入睡，或睡眠不实，多梦易醒，可见于湿热内蕴，内扰心神或食滞胃腑，心神不宁。

（2）问嗜睡：嗜睡多眠兼见身重、头昏肢倦、脉缓，为湿邪内困，清阳不升。痰热蒙蔽清窍，则可见神志不清，昏睡不醒。

三、闻诊

闻诊是通过听声音和嗅气味以诊察疾病的方法，颇受历代医家重视。《难经·六十一难》云："闻而知之谓之圣。"

1. 听声音

语声重浊,可由湿浊阻滞,肺气不宣,鼻窍不利所致。新病音哑或失音者,可见于痰湿壅肺,肺气不宣,清肃失职。谵语而声高有力者,可由痰热扰神所致。独语者,多因心气不足,神失所养,亦有由气郁痰阻、蒙蔽心神引起者。错语实证者多为痰浊、瘀血、气郁等阻碍心神所致。狂言者,多由情志不遂,气郁化火,痰火互结,内扰神明所致。病中语謇,每与舌强并见,多由风痰阻络所致,为中风先兆或后遗症。喘者,症见呼吸短促急迫,甚则张口抬肩,鼻翼煽动,难以平卧,多由痰热壅肺,痰饮停肺,肺失清肃,肺气上逆或水气凌心射肺所致。哮者,症见呼吸急促似喘,喉间哮鸣者,多因痰饮内伏,复感外邪而诱发。咳声重浊沉闷,多属实证,由寒痰湿浊停聚于肺,肺失肃降所致。咳嗽痰多,痰易咯出,多由痰浊阻肺所致。口干欲饮,饮后则吐者,称为水逆,由饮邪停胃,胃气上逆所致。肠鸣辘辘有声者,多为水饮留聚于胃,中焦气机阻遏所致。肠鸣高亢而频急,脘腹痞满,大便泄泻者,多为感受风寒湿邪,胃肠气机紊乱所致。

2. 嗅气味

汗出腥膻,多由风湿热邪久蕴皮肤,津液受到蒸变或汗后衣物不洁所致。腋下随汗散发阵阵臊臭气味者,是湿热内蕴所致,可见于狐臭。病室有尿臊味,多见于水肿晚期患者。小便臭浊黄赤或经带气味臭秽,多属湿热。

四、切诊

切诊是用手对患者的某些部位进行接触、按压,以诊察疾病的方法,包括脉诊和按诊。

1. 脉诊

濡脉:浮细而软,主湿。

缓脉:一息四至,来去缓怠,多由湿性黏滞,阻遏脉道,气机被困所致。

细脉:脉细如线,但应指明显,多见于诸虚劳损或湿证。

滑脉:往来流利,应指圆滑,如盘走珠,可见于痰湿、脾虚食积。

弦脉:端直以长,如按琴弦,在脏应肝,亦可由痰饮等实邪使肝失条达,气机阻滞,脉气紧张而弦。

沉脉:轻取不应,重按始得,举之不足,按之有余,为痰饮停滞,寒湿内盛所致。

结脉:脉来缓慢,时有中止,止无定数,可由寒痰凝滞不散,脉气阻滞不续而致。

代脉:脉来一止,止有定数,良久方还,可因暂时性的气结痰凝,阻抑脉道所致。

促脉:脉来数而时有一止,止无定数,由气滞痰阻、脾虚食积等有形实邪阻滞,脉气接续不及所致。

2. 按诊

按诊包括按胸腹和按皮肤。

（1）按胸腹

按脘腹:脘部按之有形而胀痛,推之辘辘有声者,为胃中有水饮。

按虚里:虚里按之其动微弱者为不及,由宗气内虚、饮停心包所致。

按胸部:肺下界上移可见于肺痿、悬饮、臌胀等;叩之音浊或呈实音,并有胸痛,亦多为饮停胸膈,或为痰热壅肺者。

臌胀:臌胀有气臌和水臌之分。以两手分置于腹部两侧,一手轻轻叩拍腹壁,另一手若有波动感,按之如囊裹水者为水臌;若另一手无波动感,以手叩击如鼓之膨膨然者为气臌。

（2）按皮肤

按肿胀:在肿胀部位用重手进行按压。若按之凹陷,不能即起者,为水肿;按之凹陷,举手即起者,为气肿。

按尺肤:按尺肤凹而不起者,多为风水肤胀;尺肤粗糙如枯鱼之鳞者,多为精血不足,或脾阳虚衰,水饮不化之痰饮病。

（翟翌　安莉　季菲）

第二节　治则治法

关于内湿证的治疗,《素问·至真要大论篇》中有"湿淫于内,治以苦热,佐以酸淡,以苦燥之,以淡泄之"之治疗原则,《临证指南医案·湿》也指出"湿为重浊有质之邪",故"实则泻之"。治疗以祛湿为大法,具体可分为燥湿、化湿、利湿等,同时根据辨证结果佐以健脾、消食、化滞和疏肝之法。

临床要辨清寒热虚实。湿壅脾胃偏寒者,症见头重如裹,身重,脘腹痞闷,食欲不振,舌淡苔白腻,以藿香正气散加减芳香化湿之品;饮停心下,头目眩晕,胸中痞满,咳逆水肿者,以泽泻汤利水除饮、健脾制水;胃肠积滞明显,口气臭秽,舌苔厚腻者,以达原饮重用草果以清湿热、化积滞;伴有大便秘结者加大黄以通腑泻浊,使湿热从二便而走,但注意中病即止,不可久服,恐伤正气;肝郁脾虚,湿热内蕴而见胁胀口苦,舌苔黄腻者,一般以柴胡三仁汤加减以宣上、畅中、渗下,调畅三焦使湿有出路;对于心下痞满、呃逆嗳气、肠鸣腹泻等寒热错杂之证,多用半夏泻心汤类加减辛开苦降以复脾胃升降之功。

除药物治疗以外,内湿证的治疗离不开纠正不良的生活习惯。饮食应以清淡为主,切忌过食生冷、油腻、辛辣之品;在饮食量上以"七分饱"为度,以食后不胀为标准,且应细嚼慢咽,每口饭应咀嚼20次以上,确保易消化吸收。

（邓力军）

一、《黄帝内经》湿病治则

《内经》提出针对湿病的多条治疗原则。《素问·至真要大论篇》中有"湿上甚而热,治以苦温,佐以甘辛,以汗为故而止","湿司于地,热反胜之。治以苦冷,佐以咸甘,以苦平之","湿化于天,热反胜之,治以苦寒,佐以苦酸"。概括起来有苦温燥湿、淡渗利湿、疏风胜湿、清热祛湿等治疗原则。《内经》全书虽仅记载方剂13首,但涉及脾胃湿热证治疗的就有3首,如《素问·病能论篇》中治疗酒风病的"泽泻饮",《素问·腹中论篇》治湿热臌胀用鸡矢醴,《素问·奇病论篇》治疗脾瘅的兰草汤。《内经》亦记载了针刺的方法。如《灵枢·五邪》提出:"邪在脾胃,则病肌肉痛,阳气有余,阴气不足,则热中善饥;阳气不足,阴气有余,则寒中肠鸣、腹痛;阴阳俱有余,若俱不足,则有寒有热,皆调于三里。"这不仅是针刺治疗脾胃病的最早记载,而且所云"三里"穴,亦是目前针刺治疗脾胃病的重要穴位。

二、《神农本草经》治湿药物

《神农本草经》(简称《本经》)中记载了360余种药物,其中可用于治疗湿病的药物有43种,如薏苡仁、苍术、白术、车前子、泽泻、防风、防己、滑石、茵陈、茯苓、猪苓、秦艽等,这些现在仍是临床湿病治疗中经常使用的药物。

三、仲景湿病治法

东汉张仲景则在《内经》基础上发展了治疗学,将理论与方药熔于一炉,创立了六经辨证体系。他提出"泻心"消痞,以治湿热壅滞中焦之证,方如泻心汤类,为历代医家所推崇和效仿发挥,并创立了吐、下、苦降、辛开等治疗湿病的方法,归结为"仲景治湿六法"。

1. 发汗健脾祛湿法

发汗健脾祛湿法以麻黄加术汤为代表。寒湿在表,阳郁不伸,脉络痹阻,其人"身烦疼"。寒湿在表,当以汗解,但湿邪黏滞不宜过汗,故以麻黄汤加白术。方中麻黄先煮,去上沫,既可止心烦,又可取微汗,与杏仁相配,宣降肺气、化湿浊,外散毛窍"开鬼门"。桂枝协麻黄散寒除湿,并利膀胱之气机。白术用量较大,配伍麻、桂令小发其汗,且健脾固本以除湿之源。喻嘉言认为"麻黄得术,则虽发汗不至多汗;术得麻黄,并可行表里之湿,下趋水道,又两相维持也"。

2. 宣肺利气淡渗法

宣肺利气淡渗法以麻黄杏仁薏苡甘草汤为代表。风湿在表,"病者一身尽疼,发热日晡所剧"。其病多由"汗出当风,或久伤取冷"所致。此方与麻黄加术汤治"身烦疼"有相似之处,故亦用麻黄、杏仁以宣利肺气。但麻、杏的用量均明显少于上方,可知前者的表证较后者为轻,且病情较后者为缓,名"发热""日晡所剧",提示了湿邪有蕴而化热之趋势。恐桂枝、白术温化易燥伤阴,故不用,加甘淡微寒之薏苡仁,变辛温发散而为辛凉解表之意。轻清宣化,祛邪而不伤正。

3. 健脾益气逐湿法

健脾益气逐湿法以防己黄芪汤为代表。"脉浮、身重"是风湿伤于肌表的表现。风湿日久耗伤卫气,卫气虚而表不固则见"汗出、恶风"等症。"服后当如虫行皮中",是卫阳振奋、风湿欲解之征。本方正邪兼顾,既祛表邪风湿,又扶正补虚,还可运用于风水病证。因其偏于健脾益气固表,发汗除湿作用较弱,欲使阳气宣达于表、祛除肌腠湿邪,服药后护理亦非常重要,患者须棉被围腰,并坐于被上,以助卫阳取微汗以散湿浊。

4. 温肾通阳化湿法

温肾通阳化湿法以桂枝附子汤为代表。伤寒八九日,风寒湿合邪,相互搏结,湿性黏腻重着难解,与单纯风寒为病不同,缠绵不解,症见"身体烦疼,不能自转侧"。"不呕不渴"提示湿邪并未传里犯胃,亦未郁而化热。脉浮虚而涩,浮为在表,虚为阳气不足,涩为湿阻之象,说明风寒湿邪仍滞留肌表而表阳已虚。因表阳已虚,里阳亦弱,湿邪不化,故以温经通络、助阳化湿为主。

5. 健脾温肾化湿法

健脾温肾化湿法以白术附子汤为代表。此方与桂枝附子汤为一条两方,服桂枝附子汤后,卫阳复而风邪渐去,里阳渐复而气化得行,身体疼烦已解,大便由溏转硬,小便自利,唯身体转侧不利,脉象亦转沉缓而涩,乃风去湿存。故将上方剂量减半,去桂枝而加白术以健脾祛湿,附子助白术温阳行湿,以散经络肌肉之风湿。

6. 健脾温肾通化法

健脾温肾通化法以甘草附子汤为代表。风寒湿邪浸淫关节,出现"骨节疼烦,掣痛不得屈伸,近之则痛剧";"汗出""恶风不欲去衣"提示表阳已虚;"短气""小便不利""或身微肿"说明湿邪内阻,里阳亦虚。此法针对风、寒、湿三邪兼杂,调上、中、下三焦气机,通过畅达三焦之气,既可通阳化湿,又可利关节止疼痛。

仲景治湿,其禁忌主要有三项。具体如下:

1. 治湿禁用大汗

湿在肌腠,"此可发汗",但因湿为阴邪,难以骤去,特别是风湿合邪,风性轻浮易散,湿邪留着难化,因此发汗除湿之时,应微似汗出,以使阳气内蒸,充盈肌膜,营卫通畅,则肌膜之湿可化汗而出。诚如张仲景所言,"初服得微汗则解"。并复言治湿之法:"发其汗,但微微似欲汗出""温令微汗""覆取微似汗",即在申明此义。而后世的"宣湿"等治湿之法,实乃张仲景"微汗"治湿法的引申。

2. 治湿禁用火攻

湿阻肌腠,虽有恶寒无汗等表实之证,亦不可以火攻发汗。因为火攻发汗,必然使其身大汗淋漓,或"但风气去,湿气在",使病不愈,或因汗伤阳,湿邪内侵。再则湿留肌腠,如油入面,骤以火攻之,必徒伤阴津,而湿邪仍在,于事无补,甚者火热内入,与湿相合,湿郁热蒸,尚可引起发痉、发黄或衄血之变。所以,张仲景强调"慎不可以火攻之"。

3. 治湿禁用攻下

湿易伤阳,湿病若非湿邪入里,蕴结成实,不可妄用攻下法。误攻下,则戕伐阳气,轻者胃阳被伤,必致哕逆;胸阳被伤,外湿内陷,聚结上焦,则见胸满、舌上如胎;阳气下陷,下焦有热,则小便不利,口燥渴欲饮,出现"丹田有热,胸上有寒"之变端。重则阳微阴盛,虚阳孤越于上,则可出现"额汗而喘";阳不摄阴,阴竭于下,或见小便清长,或下痢不止。病证至此,阴竭阳越,实属危候。所以张仲景云:"湿家下之,额上汗出,微喘,小便利者死;若下利不止者亦死"。

四、唐宋时期湿病证治

唐宋医家在湿病证治理论上的发展主要表现在运用清热利湿法治疗黄疸和运用渗湿止泻法治疗泄泻、痢疾方面。唐宋时期治疗脾胃湿热证的方剂散见于一些论述脾脏病症的著作,尤其在外感暑湿、黄疸、痢疾、霍乱、胃痛、痞满等相关内容中较为集中。这些方药及其论述反映出唐宋医家治疗脾胃湿热证的几个特点:

1. 重视从二便疏导湿热

《仁斋直指方论》云:"治法纲领大要,疏导湿热于大小便之中。"湿热之邪从二便而出,则中焦郁结得以解除,气机可以恢复运转。

2. 注重健脾益气,调畅气机

杨士瀛称"治湿之法,通利小便为上,益脾顺气次之",脾胃为中焦升降之枢纽,健脾理气可以升清降浊,恢复消化系统的正常功能。

3. 运用芳香药物

唐宋医家开始运用一些外来药物,特别是芳香类的药物祛湿化浊,为后世治疗脾胃湿热证选方用药提供了新的思路。

4. 改变方剂剂型

唐宋医家在传统汤剂的基础上增加了丸、散、丹等成药剂型,不但方便了患者服药,而且对后世中成药的发展产生了积极的影响。

五、金元时期治法发展

李杲根据《内经》"劳者温之""损者补之"之旨，以调补脾胃、升阳气、甘寒以泻火热、清暑湿为治则。他用清暑益气汤治疗长夏湿热困胃，泄泻用升阳汤、黄芪补胃汤、升阳除湿汤、人参益胃汤，湿热伤中用调中益气汤等。从方名也可体会其治疗脾胃湿热证以升阳为主的原则。李杲还具体论述了根据饮伤与食伤的不同而采取的不同治法，提出"饮者，无形之气，伤之则宜发汗、利小便。使上下分消其湿，解酲汤、五苓散之类主之""食者，有形之物，伤之则宜损其谷，其次莫若消导，丁香烂饭丸、枳术丸之类主之，重则攻化，三棱消积丸之类主之，重者则或吐或下，瓜蒂散、备急丸之类主之，以平为期"。

刘完素根据其理论在治疗上提出泻痢用辛热之药，认为"盖辛热之药，能开发肠胃郁结，使气液宣通，流湿润燥，气和而已"。他在《素问病机气宜保命集》中对湿病的治疗提出："燥，湿淫气胜。肿满脾湿，必燥剂以除之。本草曰：'燥可去湿'即桑白皮赤小豆之属。所谓湿甚于上，以苦燥之，以淡泄之是也。"

张从正提出："解利、伤寒、温、湿热病，治法有二。天下少事之时，人多静逸，乐而不劳。诸静属阴，虽用温剂解表发汗，亦可获愈。及天下多故之时，荧惑失常，师旅数兴，饥馑相继，赋役既多，火化大扰，属阳，内火又侵。医者不达时变，犹用辛温，兹不近于人情也。止可用刘河间辛凉之剂，三日以里之证，十痊八、九。"继承和发展了发汗祛湿和刘河间辛凉的治则，并提出治疗时"当先推天地寒暑之理，以人参之"的因人、因时、因地治宜的治疗原则。

朱丹溪不仅继承了东垣用"清燥之剂""寒凉以救之"的观点，并且据此大加阐发，增添了不少行之有效的方药；提出了"去上焦湿及热，须用黄芩""去中焦湿与痛热，用黄连""若中焦湿热积久而痛，乃热势甚盛，宜黄连用姜汁炒""去下焦湿肿及痛，并膀胱有火邪者，必须酒洗防己、黄柏、知母、草龙胆"等，都为经验有得之言，而且至今仍为临床所沿用。例如,对赤白痢的辨治,《丹溪心法·痢》中说:"赤痢乃自小肠来,白痢乃自大肠来,皆湿热为本"。以苍术、白术、神曲、茯苓、地榆、甘草水煎服治白痢;以地黄、芍药、黄柏、地榆、白术水煎服治赤痢。腹痛加枳壳、厚朴,后重加滑石、木香、槟榔,热重加黄芩、山栀,均足供后世师法。

六、明清时期治湿总结

薛生白根据湿热之邪的病理特点"蒙上、流下、上闭、下壅"及阻闭三焦,确定治疗原则为湿热分治。在上焦者,多治以芳香宣化为主。病在中焦:湿胜者,主以辛开、辛泄、苦温、辛香燥湿畅气;热胜者,清热为主,兼以化湿。湿滞下焦,分利为治,兼开泄中上。其在《湿热论》中列 34 条变证之方药,为脾胃湿热的治疗提供了不少借鉴。因湿为阴邪,其性重浊腻滞,与热相合,蕴蒸不化,胶着难解,故吴鞠通在湿热证初起提出"三禁",在湿热证的病程发生发展阶段要忌大汗、大下和滋补,以防重伤气阴助邪势,要根据湿热病邪所处的阶段应用适当的治法。湿热证后期:若治疗过程顺利,则病变从气分直接进入恢复期阶段;若余邪未净,胃气未醒,脾虚不运,则治宜调理脾胃气机,清涤余邪,使正气渐复而愈。

叶天士治疗湿热病证强调开上、运中、渗泄三法同用。他认为"热自湿中而出,当以湿为本","湿不去则热不除也"。湿阻气机可致气郁而生热,治疗湿热合邪当以除湿为要,通过淡渗通利、清热化湿、芳香化湿、苦温燥湿等方法,使湿热之邪得以分解,同时要通利三焦水道,给湿邪以出路,湿邪得去则孤热易清。如果一味清热而湿邪留滞不去,不但容易损伤阳气,而且容易复生湿热,造成病情反复。

七、王氏内湿证治八法

王文友教授治疗内湿,主要原则为调理脏腑,恢复肺、脾、肾正常功能。王老在《内经》"人以胃气为本"的指导下,十分注重调养脾胃。

脾主运化,胃主受纳;脾以升为健,胃以降为和;脾喜燥恶湿,胃喜润恶燥。二者共同化生气血以充养机体而为后天之本。脾胃升降失和,化源不足则诸病生焉。《素问·阴阳应象大论篇》云:"清气在下,则生飧泄;浊气在上,则生䐜胀。此阴阳反作,病之逆从也。"无论在人体健康的维系还是疾病的发展方面,脾胃均起着重要的作用。其治疗内湿的方法可总结为以下八法。

1. 清利肝胆法

此法用于临床常见的肝胆湿热病证。王老常用龙胆泻肝汤、茵陈蒿汤等方剂。其特点是用清热利湿药物结合疏肝解郁之品,通畅少阳枢机。若兼有胆结石者,多加金钱草、郁金、鸡内金、海金沙等;若兼肝功能异常,王老临床多加刘寄奴、蛇舌草、半枝莲等清热解毒之品;若兼有肝硬化表现,王老多加牡蛎、鳖甲、三棱、莪术等活血破血、软坚散结之品。

2. 苦燥除湿法

此法主要运用苦燥药物组方以祛除湿邪,常用于脾胃及肠道湿盛证。根据疾病寒热性质的不同,燥湿法可分为苦寒燥湿法与苦温燥湿法两类。苦寒燥湿法是用苦寒药物组方以祛除湿热病邪的治法,适用于湿热病证,如皮肤瘙痒、湿疮、痤疮、脚气等。常用药物有黄连、黄芩、黄柏、龙胆草等,代表方剂主要有柴胡三仁汤、柴胡三金汤。苦温燥湿法则是指以味苦性温而燥烈的药物芳香辟浊、化湿醒脾以祛除湿邪的治法,主要适用于寒湿困脾、湿阻中焦,湿浊困脾等病证。常用药物如苍术、厚朴、半夏、白蔻等,代表方剂有平胃散、厚朴温中汤等。

3. 消积化浊法

临床用于胃肠饮食积滞,湿热秽浊蕴结中焦,脾胃气机不畅者,多见于脘腹胀满明显,嗳腐吞酸,口气臭秽,大便秘结,苔厚腻,脉弦滑等。临床常用保和丸加减或用焦三仙、焦槟榔等药物。若大便秘结,兼有腑实证者可用承气类通腑泻浊,但须注意通下之剂中病即止,不可久服,恐伤人体正气。

4. 健脾祛湿法

《内经》云"诸湿肿满,皆属于脾",脾主运化水湿,脾失健运则导致水湿内停,而脾喜燥而恶湿,湿邪内停最易困脾,二者互为因果。临床上见到脾虚湿困,症见泄泻、纳呆、舌淡无味、苔腻者,宜健脾祛湿,用苍术、厚朴、半夏、陈皮。如苔黄腻,属湿热内蕴者,王老临床常用《温病条辨》三仁汤以宣上、畅中、渗下,调畅三焦,使邪有出路;若值夏日暑湿之时,临床常加用藿香、佩兰、砂仁、白蔻等化湿醒脾兼祛暑之品。

5. 通淋利湿法

张仲景曰:"治湿不利小便,非其治也。"强调治疗湿病要恢复膀胱气化功能,使小便通利而将湿浊排出体外。此法适用于小便淋沥不畅,小腹拘急疼痛,下肢浮肿,双腿酸困沉重,晨起手胀,痰饮眩悸,黄疸带下,泻痢,湿温暑温,皮肤湿痒,舌淡脉沉滑。常用药物有茯苓、猪苓、薏苡仁、泽泻、车前子、车前草、滑石、木通、通草、萆薢、冬瓜皮、茵陈、赤小豆、灯心草、地肤子、木防己、萹蓄、瞿麦、石韦、海金沙、金钱草等。代表方剂为五苓散、猪苓汤、八正散、五皮饮、胃苓汤、真武汤、萆薢分清饮等。

6. 泻下除湿法

此法指通过通利大便的方法让内湿随大便排出体外。下法可概括为两个方面的作用,一是调整脏腑功能,二是祛除病邪。通腑可以使体内积聚的废物排出,从而使各系统的生理功能得到恢复;蕴结在肠腑的湿邪也可通过通腑泻下祛除,达到邪去正安的目的。下法并不是单纯的通便,而是包括下血、下水、下糟粕、泻热逐瘀。此法适用于因湿热所致的大便黏稠及排便不爽、痔疮或便秘数日不行、身体胖重、食欲不振、湿疹、水肿等症。常用药物有大黄、芒硝、番泻叶、苦杏仁、桃仁、郁李仁、麻子仁等。代表方剂有承气三方、麻子仁丸、桃核承气汤。

7. 温中化湿法

此法是用芳香化湿、温中健脾等药物,使中焦脾胃运化、腐熟功能强健,进而将体内湿邪运化。适用于寒湿困脾、脾胃寒湿等证,临床见体胖、纳呆、身重、脘胀、嗳气、口淡无味、恶心呕吐、怠惰嗜卧、大便稀溏或不爽、矢气、小便短少、苔白腻而厚、脉缓等表现。常用药物有藿香、佩兰、苍术、紫苏叶、白蔻等。代表方剂有香苏平胃散、藿朴夏苓汤、藿香正气丸、香砂六君子等。

8. 辛开苦降法

临床上很多患者表现出心下痞满、呃逆、嗳气、干呕、肠鸣腹泻、苔腻稍黄等症状,属上热下寒、寒热错杂之证,王老多用《伤寒论》之散结除痞、辛开苦降之泻心汤类加减以调畅气机,调和寒热,恢复脾升胃降之功。

（李汇博）

第三章　验案总结

1. 胆胀

【验案1】

黄某,男,31岁,2013年7月14日初诊。

主诉:右胁痛3周。

现病史:3周前饮酒食肉后出现右胁疼痛,伴有恶心。查腹部B超提示:胆囊炎,中度脂肪肝。予抗生素静脉滴注4日,右胁痛未缓解。现症见:右胁疼痛,口渴思凉,纳食尚可,汗多,大便日一行,小便色黄,舌苔白黄腻,脉弦滑稍数。

辨证:肝胆郁滞,湿热蕴结。

治法:疏肝利胆,清热利湿。

处方:柴胡25g　　黄芩10g　　法半夏10g　　杏仁10g
　　　生苡仁30g　白蔻10g　　厚朴12g　　　滑石20g
　　　竹叶6g　　　通草6g　　　郁金10g　　　川楝子6g
　　　莱菔子15g　金钱草50g

6剂,水煎服,日1剂。

嘱饮食清淡。

二诊:服上方3剂后右胁疼痛减,纳食尚可,小便浅黄,舌苔黄腻,脉弦滑。

处方:柴胡25g　　黄芩10g　　法半夏10g　　杏仁10g
　　　生苡仁30g　白蔻10g　　厚朴12g　　　滑石20g
　　　竹叶6g　　　通草6g　　　郁金10g　　　川楝子6g

莱菔子 15g　　金钱草 60g　　草决明 50g

7 剂,水煎服,日 1 剂。

药后患者已无不适,嘱勿再饮酒,忌食油腻。

按语:患者胁痛恶心,病属胆胀,兼有口渴思凉,溲黄汗多,舌苔黄腻,脉弦滑,乃素嗜酒肉,饮食不节,蕴湿生热,土壅木郁,肝失疏泄,胆失通降而致。治疗以疏利肝胆、利湿清热为法,方选柴胡三仁汤加味。柴胡疏气机之郁;黄芩清少阳之热;三仁汤清利湿热,宣畅气机;加金钱草以利胆清热;郁金、川楝子疏肝解郁、理气止痛;莱菔子行气降逆。药后患者胁痛减轻,舌苔仍见黄腻,为肝胆湿热未清,故二诊时加大金钱草用量,并予草决明以清肝降脂,继服数剂而愈。

（季菲）

【验案 2】

黄某,男,37 岁,2018 年 3 月 3 日初诊。

主诉:发现胆囊息肉半年余。

现病史:患者半年前查腹部 B 超,诊断为"多发胆囊息肉",现复查腹部 B 超:胆囊息肉 10 余个。遂来就诊。现症见:入睡困难,夜寐 4~5 小时,头晕,耳鸣,腰酸,思饮,多汗,夜尿 3~4 次。舌苔薄黄边腻,舌下脉络瘀暗,脉弦滑。

辨证:肝胆郁滞,湿热蕴结。

治法:疏肝利胆,清热利湿。

处方:柴胡 20g　　杏仁 10g　　生苡仁 30g　　白蔻 10g

　　　法半夏 9g　　厚朴 10g　　滑石 20g　　竹叶 6g

　　　通草 6g　　龙胆草 5g　　覆盆子 30g　　丹参 20g

　　　生地黄 20g

14 剂,水煎服,日 1 剂。

服药 4 周后复查超声:胆囊息肉减少为 1 个。夜尿 1~2 次,睡眠改善。继续服药两个月,诸症皆愈,复查腹部超声:胆囊息肉未再增加。

按语:胆囊息肉形成的原因:一是由于肝郁气滞,疏泄失常,气血运行不畅,久郁成瘀;二是因肠胃积滞,运化失常,水湿内停,蕴而化热,上蒸肝胆,使肝失疏泄,郁久成瘀,结为息肉。该患者以失眠为主症,其余头晕、耳鸣、腰酸、思饮、多汗、夜尿频等症,皆起于脾胃受损,致肝胆湿热蕴积,气机郁滞。《素问·逆调论篇》曰:"不得卧而息有音者,是阳明之逆也……阳明者,胃脉也。胃者,六腑之海,其气亦下行,阳明逆不得从其道,故不得卧也。"本例以柴胡三仁汤为主方,方中:柴胡疏肝解郁;杏仁宣通上焦肺气,使气化有助于湿化;白蔻仁开发中焦湿滞,化浊宜中;生苡仁益脾渗湿,使湿热从下而去;通草、滑石、竹叶清利湿热;龙胆草清肝泻火;生地黄清热生津;覆盆子益肾缩尿;丹参活血通经祛瘀;厚朴行气消积;法半夏通滞化湿;竹叶、通草清热解郁。全方体现了疏肝利胆、清热利湿的作用。

(赵文麟)

2. 积聚

【验案】

卫某,女,58岁,2018年3月20日初诊。

主诉:胁肋胀痛10余年,右胁下积块5年。

现病史:胁肋胀痛,右胁为主,食后脘胀,时有口苦,大便干稀不调,小便黄。既往慢性乙肝小三阳10余年,肝硬化5年。2018年3月B超示:肝硬化,肝内多发结节,胆囊多发结石。苔薄黄根厚,舌下脉络瘀暗,脉弦滑。

辨证:肝郁脾虚,湿热瘀阻。

治法:疏肝健脾,利湿化瘀。

处方:生地黄 60g　枸杞子 50g　金钱草 130g　郁金 20g
　　　鸡内金 25g　刘寄奴 15g　石韦 50g　鳖甲 15g
　　　焦山楂 30g　生大黄 6g　生白术 50g　党参 20g
　　　焦槟榔 15g　玫瑰花 10g

60 剂,水煎服,日 1 剂。

嘱调情志,适饮食。

服药两个月后电话随访,患者胁痛好转,已无口苦,脘胀,纳食较前增加。

按语:临床上治疗肝硬化患者,王老多考虑为本虚标实之证,常应用一贯煎加减治疗。用滋阴柔肝药物顾护肝体,以活血疏肝之品解除郁结。此病例属久患肝病,肝疏泄失常,木克脾土,湿热内生,气血受阻,瘀血内结,不通则痛,故见胁下积块胀痛;脾气亏虚,运化不利,升降失调,故见脘胀,大便干稀不调;湿热内蕴,胆热上攻,故见口苦;热伤津液,故见小便色黄;苔薄黄根厚,脉弦滑,属内有湿热;舌下脉络瘀暗,则为瘀血之象。因积聚日久,正虚邪实,处方药物剂量较大,用生地黄、枸杞子补肝肾;金钱草清肝胆,利湿热;鸡内金、焦山楂、焦槟榔、生大黄消积导滞、通腑泻热;刘寄奴活血祛瘀;石韦清热通利;鳖甲滋阴,软坚散结;党参、生白术健脾益气;郁金、玫瑰花行气活血,疏肝解郁。

（胡昕）

3. 胁痛

【验案 1】

管某,男,45 岁,2019 年 2 月 16 日初诊。

主诉:右胁疼痛 1 年余。

现病史:患者右胁疼痛 1 年余,窜及后背,口苦,呃逆,烧心。2018 年 12 月 12 日于当地医院查腹部 B 超,提示"脂肪肝,胆囊息肉、直径 0.3cm"。纳可,口渴不思凉;睡眠多梦;大便干,日行 1 次;小便黄,夜尿 2 次。舌根苔稍腻,舌边齿痕,舌下脉络纡曲,脉弦滑。

辨证:肝胆郁滞,湿热内蕴。

治法:疏肝利胆,清热化湿。

处方:柴胡 15g　　杏仁 10g　　生苡仁 30g　　白蔻 10g

　　　法半夏 6g　　旋覆花^{包煎}10g　生赭石 5g　　　金钱草 60g

　　　乌梅 10g　　生山楂 15g　　玫瑰花 10g　　麦冬 20g

　　　没药 3g　　　生白术 40g

14 剂,水煎服,日 1 剂。

二诊:服上方后右胁舒适,疼痛减轻,大便仍干。舌苔腻,舌边溃疡,舌下脉络迂曲减轻,脉弦滑稍数。

处方:柴胡 20g　　法半夏 6g　　旋覆花^{包煎}10g　生赭石 5g

　　　金钱草 80g　乌梅 15g　　生山楂 20g　　麦冬 20g

　　　没药 3g　　　生白术 50g　瓜蒌 30g　　　焦槟榔 15g

　　　青皮 10g　　儿茶 6g

14 剂,水煎服,日 1 剂。

按语:《素问·刺热论篇》说:"肝热病者……胁满痛。"肥甘厚味,损伤脾胃,脾失健运,生湿蕴热,湿热蕴结肝胆,疏泄不利,气机阻滞,不通则痛,而成胁痛。肝气犯胃,胆热上攻,胃失和降,故见呃逆、口苦;湿热伤津,胃阴亏损,故见烧心、口渴、便干溲黄;湿热内扰,心神不安,故见夜寐多梦;舌根苔腻,边有齿痕,舌下脉络纡曲,脉弦滑,为脾气亏虚、湿热阻滞、气血不畅之象。治疗须清利湿热、疏利肝胆,以柴胡三仁汤加减。《神农本草经》称柴胡"主心腹肠胃中结气,饮食积聚",杏仁宣利上焦肺气,白蔻芳香化湿,行气宽中,生苡仁甘淡性寒,渗利湿热而健脾,法半夏燥湿散结除痞,金钱草清肝胆湿热,旋覆花、生赭石平肝、降逆,乌梅合麦冬、生山楂健脾生津,玫瑰花、没药活血导滞,生白术健脾益气燥湿。二诊患者疼痛明显减轻,但舌苔腻,舌边溃疡,属湿热未尽,故加大金钱草用量,去杏仁、白蔻、生苡仁,改用瓜蒌、焦槟榔增加消导通腑之力。

（李汇博）

【验案2】

董某，男，59岁，2019年3月13日初诊。

主诉：右胁痛1个月。

现病史：1个月前无诱因出现右胁胀痛，超声检查诊断为"急性胆囊炎"，经抗炎治疗好转。现症见：右胁隐痛，食后胃脘胀满，口干不欲饮水，口臭，晨起咯少量白黏痰，阵发头晕，易焦虑，食欲尚可，夜寐安，大便每日2次，小便黄。苔黄厚腻，舌下脉络迂曲重，脉弦细。

辨证：湿热蕴结，肝失疏泄。

治法：清热利湿，疏肝理气。

处方：柴胡10g　　杏仁10g　　生苡仁30g　　白蔻10g
　　　法半夏9g　　厚朴10g　　滑石20g　　竹叶5g
　　　通草5g　　　白术10g　　泽泻30g　　藿香10g
　　　焦槟榔15g

14剂，水煎服，日1剂。

嘱忌食生冷油腻肥甘之品。

二诊：药后右胁隐痛、食后胃脘胀满均缓解，手足凉，易惊恐，夜寐安，大便每日2次，小便黄。舌苔薄黄根厚，舌下脉络纡曲较重，脉弦滑稍数。

处方：柴胡20g　　杏仁10g　　生苡仁30g　　白蔻10g
　　　法半夏6g　　厚朴10g　　滑石20g　　焦槟榔15g
　　　莱菔子15g　焦山楂30g　神曲30g　　枳实10g
　　　龙胆草6g

14剂，水煎服，日1剂。

按语：胁痛主要责之于肝胆。肝位居于胁下，其经脉循行两胁，胆附于肝，与肝为表里关系，其脉亦循于两胁，如《医方考·胁痛门》

谓:"胁者,肝胆之区也。"患者平素嗜食肥甘、醇酒辛辣,损伤脾胃,脾失健运,生湿蕴热,蕴结于肝胆,导致肝胆疏泄不利,气机阻滞,不通则痛,故见胁痛。湿热熏蒸上焦则头晕,咯白黏痰;湿热蕴结中焦则胃脘胀,食后加重,口干口臭;湿热流注下焦则小便色黄;肝胆气机不利,疏泄失常则焦虑紧张;舌苔黄厚腻,舌下脉络纡曲较重,脉弦细,为湿热阻滞、气血瘀阻之象。治疗用柴胡三仁汤合泽泻汤加减。杏仁宣上焦,白蔻畅中焦,生苡仁利下焦;滑石、竹叶、通草利湿清热;藿香芳香化湿;白术、泽泻健脾利水;柴胡疏肝理气;法半夏、厚朴、焦槟榔消痞和胃,消胀除满。二诊胁痛、胃脘胀满缓解。手足不温为湿热阻遏,经脉不畅气血不达;脉弦滑数提示湿热未净。故去藿香、竹叶、通草、白术、泽泻,用莱菔子、焦山楂、神曲、枳实消积导滞;龙胆草清利肝胆湿热。

（张静）

【验案3】

梁某,男,55岁,2018年6月13日初诊。

主诉:右胁胀痛反复发作2年。

现病史:右胁胀痛,进食肥甘厚味后尤甚,晨起目眵多而黏,眼睑浮肿伴瘙痒,口黏口苦,不欲饮水,入睡难,脑鸣,小腿皮肤湿疹瘙痒,大便黏,小便黄而浑浊。苔薄黄稍腻,舌下脉络迂曲,脉弦滑。

辨证:肝胆瘀滞,湿热郁结。

治法:疏肝利胆,清热利湿。

处方:

柴胡 20g	金钱草 50g	丹参 30g	泽兰 30g
海金沙^{包煎}10g	石韦 30g	郁李仁 20g	合欢花 20g
炒栀子 10g	生地黄 30g	川楝子 6g	生苡仁 30g
莱菔子 10g	萆薢 30g	杏仁 30g	没药 3g

14剂,水煎服,日1剂。

嘱忌食生冷、油腻、肥甘之品。

电话随访,上方服用 1 个月,右胁胀痛基本消除,偶尔晨起目眵多而黏,余症消除,二便调。

按语:患者进食肥甘厚味,久则生湿蕴热,阻遏气机,导致肝失疏泄,则发右胁胀痛。湿热循经上犯,故晨起目眵多而黏,眼睑浮肿瘙痒;湿热蕴结中焦,故见口黏口苦,不欲饮水;湿热流注下焦,故见小腿湿疹,大便黏,小便黄而浑浊;湿热内扰,故入睡难;湿热熏蒸,上扰清窍则脑鸣;苔薄黄稍腻,脉弦滑均为湿热郁结表现;湿热阻遏气机,经脉、气血运行不畅,则舌下脉络纤曲。处方:金钱草、海金沙、石韦清热利湿;柴胡透邪热疏肝气;炒栀子清三焦之热;生苡仁、草薢、杏仁清热除湿;莱菔子、郁李仁下气利水;合欢花疏肝理气,安神解郁;丹参、生地黄凉血活血;泽兰活血利水;没药活血理气。

（张静）

【验案 4】

吴某,男,36 岁,2017 年 4 月 26 日初诊。

主诉:右胁胀痛两年。

现病史:患者近两年来时有右胁下胀痛,伴头晕、头沉,晨起口苦,畏寒,春季易疲劳,偶有咯痰,每夜睡眠 5~6 小时,多梦,小便黄,大便日行 2~3 次。腹部 B 超提示:胆壁粗糙。查体见右眼白睛有血丝。舌质红,舌苔薄黄、根稍厚腻,舌下脉络迂曲较重,脉弦数。既往乙肝大三阳病史 10 年。

辨证:肝郁脾虚,湿热内蕴。

治法:疏肝理气,清热利湿。

处方:

柴胡 20g	杏仁 10g	生苡仁 30g	法半夏 10g
厚朴 10g	滑石^先煎 20g	金钱草 60g	赤芍 10g
青皮 10g	草果 6g	莱菔子 15g	生大黄 6g
枳实 10g			

14 剂,水煎服,日 1 剂。

二诊:服药后胁下胀痛明显减轻,咳嗽咯白痰,咽喉痛,晨起明显,小便黄,大便 1~2 次 / 日。舌苔黄、根厚稍腻,舌下脉络迂曲较重,脉弦数。

处方:

柴胡 20g	杏仁 10g	生苡仁 30g	法半夏 10g
厚朴 10g	滑石^{先煎} 20g	赤芍 10g	青皮 10g
草果 6g	莱菔子 15g	生大黄 6g	枳实 10g
槟榔 15g	葶苈子^{包煎} 20g	百部 10g	浙贝母 20g

14 剂,水煎服,日 1 剂。

药后患者胁下胀痛、咳嗽咯痰等症皆除。

按语:患者乙肝病史多年,邪正相争,湿热蕴结,枢机不利。《素问·缪刺论篇》曰:"邪客于足少阳之络,令人胁痛不得息。"浊气上蒸,伴有头晕、头沉、口苦之症;湿热困遏,阳气内郁,不得外达则畏寒疲劳;运化失常,湿聚为痰,上干于肺则咳嗽有痰。故以柴胡三仁汤疏理少阳气机,升清降浊,清热利湿。方中:柴胡、青皮疏理肝气;杏仁、生苡仁、法半夏、草果祛湿健脾;厚朴、莱菔子、枳实、生大黄通降胃气,使湿邪从大便而下;滑石利小便,清湿热;金钱草清利肝胆;赤芍活血开瘀。二诊时诸症皆减,而咳嗽咯痰明显,故去金钱草,加用槟榔、葶苈子、百部、浙贝母宣肺止咳祛痰。

(贾竑晓)

4. 胃脘痛

【验案 1】

王某,男,67 岁,2019 年 2 月 20 日初诊。

主诉:胃脘痛 10 年,加重 1 个月余。

现病史:患者 10 余年来胃脘痛时有发作,饮食生冷后加重,1 个月前过食肥甘而致胃脘痛再次加重,食欲可,食后胃脘隐痛,口干思凉,大便每日 1~2 次、不成形、时有肠鸣,夜尿 1 次。舌苔黄,根厚腻,脉弦滑。

辨证:肝胃不和,湿热内蕴。

治法:疏肝和胃,清热化湿。

处方:柴胡 20g　　杏仁 10g　　生苡仁 30g　　白蔻 10g

　　　法半夏 6g　　厚朴 10g　　滑石 20g　　淡竹叶 5g

　　　通草 5g　　　蒲公英 20g　　焦槟榔 15g　　金钱草 60g

　　　鸡内金 15g

14 剂,水煎服,日 1 剂。

二诊:服药后胃脘痛已愈,仍有口干思凉,大便每日 1 次。舌苔薄黄,脉弦滑。

处方:柴胡 20g　　杏仁 10g　　白蔻 10g　　法半夏 6g

　　　厚朴 10g　　滑石 20g　　蒲公英 20g　　焦槟榔 15g

　　　金钱草 50g　鸡内金 15g　焦三仙 30g

14 剂,水煎服,日 1 剂。

按语:《素问·痹论篇》曰:"饮食自倍,肠胃乃伤。"患者因饮食不节,致脾胃亏虚,且久病情志不舒,肝失疏泄,肝胃不和,故而胃脘时痛;湿蕴生热,耗伤津液,故口干思凉;湿滞胃肠,气机阻滞,故肠鸣,大便不成形;舌苔黄、厚腻,脉弦滑为湿热蕴结之象。故处方用王老经验方柴胡三仁汤以疏肝理气、利湿清热、通利三焦水道,再加金钱草、蒲公英以清热利湿,焦槟榔、鸡内金消食导滞通腑。二诊胃脘痛已愈,大便已调,舌苔不腻,故去生苡仁、竹叶、通草等清热祛湿之品,加焦三仙消积和胃以巩固疗效。

（袁辉）

【验案 2】

张某,女,40 岁,2015 年 3 月 3 日初诊。

主诉:胃脘痛 3 年。

现病史:患者近 3 年间断发作胃脘部疼痛不适,在外院诊断为

"胃溃疡"。平素口服抑酸、保护胃黏膜等药物,症状仍时有发作。现症见胃脘时痛,餐后腹胀,间断反酸,无烧心,有口气,食凉腹泻,咯少量白痰,口干口苦,时感口渴,大便黏腻,日一行,小便黄,月经周期28~36日,末次月经为2月10日,经期7天,经血色暗,出血量不多。舌下脉络纡曲,苔薄黄,脉弦滑。

辨证:肝胃不和,湿热内蕴。

治法:疏肝和胃,清热利湿。

处方:

柴胡 20g	黄芩 10g	法半夏 10g	金钱草 50g
焦山楂 30g	乌贼骨 15g	川贝粉^冲4g	厚朴 10g
丹皮 10g	赤芍 15g	炒栀子 10g	大青叶 10g
蒲公英 10g	石斛 10g	枇杷叶 10g	

14剂,水煎服,日1剂。嘱患者清淡饮食,细嚼慢咽,勿食生冷黏腻之品。

电话随访,药后诸症均减。

按语:此例患者属肝胃不和,肝失疏泄,气郁化火,横逆犯胃,胃失和降,故见胃痛反酸,口苦口臭;木旺克土,脾虚湿蕴,升降失常,痰湿上干于肺,下注于肠故见咯痰、腹胀便黏;湿蕴化热,灼伤津液,故见口干渴,小便黄;湿热阻滞,气血不畅,故见经期错后;苔薄黄,脉弦滑亦属湿蕴化热之象。治疗以柴胡、黄芩疏肝解郁,法半夏、厚朴燥湿理气降逆,丹皮、赤芍凉血清热消瘀,焦山楂消积健胃,川贝粉、乌贼骨清热制酸,石斛、枇杷叶益胃清肺生津,金钱草、大青叶、蒲公英、炒栀子清热利湿。治法以疏肝清热、解郁调气为主,兼以和胃。

(戴建兴)

【验案3】

王某,女,31岁,2018年7月7日初诊。

主诉:胃脘疼痛4年余。

现病史:4年前出现胃脘烧灼痛,夕加夜甚,口渴思凉,寐浅易醒,小便黄,大便质黏,日一行。末次月经为6月10日,经期错后1周,带经7天,经色暗红,经前乳胀,经期腹痛,带下色黄。舌苔薄黄,根稍厚。舌下脉络瘀暗,脉弦细稍数。2018年7月1日胃镜示:反流性胃炎。

辨证:肝郁血瘀,湿热内蕴。

治法:疏肝活血,清热利湿。

处方:

柴胡 15g	当归 20g	赤芍 10g	川芎 10g
没药 5g	麦冬 20g	法半夏 6g	旋覆花^{包煎}10g
生赭石 5g	苦参 5g	生苡仁 30g	泽兰 30g
玫瑰花 10g	桃仁 10g	厚朴 10g	

14剂,水煎服,日1剂。

复诊诸症及舌苔、脉象均好转,在前方基础上加减化裁,共服药5个月余痊愈。

按语:此例患者由于情志不舒,致肝失疏泄,气郁化火,横逆犯胃,胃气失和,胃阴亏损,故见胃脘灼痛,口渴思凉;木克脾土,运化不利,湿热蕴结,流注下焦,故见便黏溲黄,带下色黄;郁热内扰,心神不安,故见眠差易醒;肝气郁结,血滞成瘀,故见月经错后,乳胀痛经,经血色暗;苔黄根厚,舌下脉络瘀暗,脉弦细稍数属湿热血瘀之象。处方中以柴胡、玫瑰花疏肝解郁,当归、赤芍、川芎、桃仁活血化瘀,没药活血止痛,麦冬养阴生津,法半夏、厚朴、旋覆花、生赭石理气降逆,苦参、生苡仁、泽兰清热利湿。在服药的同时须嘱患者调节情绪,节制饮食,保持肝气畅达,脾胃健运,避免病情反复。

(赵文麟)

5. 胃痞病

【验案1】

张某,男,53岁,2016年4月16日初诊。

主诉:胃脘胀满伴头晕 3 个月余。

现病史:患者近 3 个多月来无明显诱因时感胃脘胀满,头晕胸闷,多思虑,失眠,纳可,大便调,小便黄。平素饮食不节,体胖。舌苔白腻,舌下脉络纡曲,脉弦细。

辨证:湿热中阻,气机不畅。

治法:清热除湿,调畅气机。

处方:柴胡 20g　　杏仁 10g　　生苡仁 30g　　白蔻 10g

　　　法半夏 10g　　厚朴 10g　　滑石 20g　　　竹叶 6g

　　　通草 6g　　　金钱草 50g　　生山楂 30g　　玫瑰花 10g

　　　合欢花 15g　　郁金 10g　　鸡内金 20g

14 剂,水煎服,日 1 剂。

二诊:服上方后已无脘胀,头晕、胸闷好转,仍有失眠。舌苔薄黄,脉弦滑。

处方:柴胡 20g　　　　杏仁 10g　　　　生苡仁 30g

　　　白蔻 10g　　　　法半夏 10g　　　厚朴 10g

　　　滑石 20g　　　　金钱草 50g　　　生山楂 30g

　　　玫瑰花 10g　　　合欢花 15g　　　郁金 10g

　　　鸡内金 20g　　　生龙牡^{先煎各}30g

14 剂,水煎服,日 1 剂。

电话随访,药后已无不适。

按语:《伤寒论》曰:"但满而不痛者,此为痞。"《景岳全书·痞满》曰:"凡有邪有滞而痞者,实痞也,无物无滞而痞者,虚痞也。"此患者饮食不节,以致脾胃运化失职,湿浊内生,郁而生热,湿热阻滞中焦,气机不畅,升降失司而出现脘痞胸闷;湿热上蒙,清窍失养,故头晕;湿热蕴结,肝气不疏,郁热内扰,故失眠多思;湿热伤津,故小便黄;体胖,苔腻,舌下脉络纡曲,脉弦细皆为肝郁脾虚湿蕴之象。治疗以调畅气机、清热除湿为法,处方以柴胡三仁汤加减。方中:柴胡疏散气机郁滞;杏仁宣利肺气,使气行则湿化;白蔻芳香化湿,行气宽中,畅中焦脾胃之气;生苡仁渗湿利水而健脾,使湿热从下焦而去;滑石、通草、竹叶加强利湿清热之效;法半夏、厚朴行气化湿,散结除满;加金钱草以加强清热除湿之功;生山楂、鸡内金消食化积健胃;因患者思虑过度,肝郁眠差,加玫瑰花、郁金、合欢花以解郁安神。

（王晓希）

【验案2】

闫某,男,32岁,2017年3月3日初诊。

主诉:脘腹胀满4年余。

现病史:脘腹胀满,大便日行1~3次、质稀软,纳可,口渴,呃逆,空腹时有反酸,口臭,眠安,晨起咯白痰。2013年胃镜检查:非萎缩性慢性胃炎,反流性食管炎。舌苔薄黄稍腻,舌下脉络纡曲,脉弦滑。

辨证:脾胃湿热。

治法:清热化湿。

处方:

柴胡 20g	杏仁 10g	白蔻 10g	生苡仁 30g
法半夏 10g	厚朴 10g	滑石 20g	白茅根 30g
金钱草 60g	旋覆花^{包煎}10g	生赭石 5g	鸡内金 15g
焦山楂 30g			

旋覆花（包煎）10g

14剂,水煎服,日1剂。

二诊:服药后腹胀减轻,口气减轻,口不渴,时呃逆,大便偏稀,小便黄。舌苔薄黄,舌下脉络纡曲,脉弦滑。

处方:

柴胡 20g	杏仁 10g	白蔻 10g	生苡仁 30g
法半夏 10g	厚朴 10g	滑石 20g	金钱草 60g
生赭石 5g	鸡内金 15g	焦山楂 30g	生白术 30g

14剂,水煎服,日1剂。

按语:在胃痞的病因中,湿热占有很大比例。湿邪黏滞,易阻气机,使中焦升降失常而发病。中焦脾胃为五脏气机转运的枢纽,而五脏六腑皆有玄府。玄府是气机尤其是脾胃气机升降出入的基本通道,脾胃气机不得宣通,则脏腑气机皆郁闭。其治疗当以清化湿热、调畅气机、恢复脾胃功能为法。此例患者证属湿热蕴结中焦,脾胃气机失调,胃失和降,浊气上逆,故见脘腹胀满,呃逆、反酸、口臭;脾不升清,故见便溏;痰湿上犯,肺失清肃,故见咯痰;湿热伤津,故见口渴;舌苔薄黄稍腻,舌下脉络纡曲,脉弦滑为湿热蕴结、气血不畅之象。处方应用三仁汤加减。三仁汤由杏仁、白蔻、生苡仁、滑石、通草、竹叶、厚朴、法半夏等组成,具有宣畅气机、清利湿热的功效。加柴胡以疏肝解郁、调畅气机,白茅根清热利尿,旋覆花、代赭石和胃降逆,金钱草清热利湿,鸡内金、焦山楂消积化滞。患者服药后症状明显减轻,考虑湿热得到清化,中焦积滞渐消。口已不渴,呃逆减少,提示热象已减,胃气和降,故二诊时去白茅根、旋覆花,加生白术以健运脾气,恢复脾胃正常功能。

（李汇博）

【验案3】

王某,男,52岁,2016年2月2日初诊。

主诉:胃脘胀3个月余。

现病史:患者近3个月余常感胃脘胀,食后尤甚,时有呃逆,恶心,不欲饮食,口气酸臭,口渴喜冷饮,大便黏滞,日行1~2次。平素嗜肉食,吸烟、饮酒。形体偏胖,面色暗红。舌淡红,苔薄黄,脉弦滑。

辨证:湿热中阻,气机失畅。

治法:疏肝清热,化湿导滞。

处方:

柴胡10g	法半夏10g	厚朴10g	草果10g
槟榔15g	没药5g	杏仁10g	白蔻10g
赤芍10g	砂仁5g	玫瑰花10g	瓜蒌30g
生大黄6g	香附15g	青皮10g	

14剂,水煎服,日1剂。

二诊:患者服药后胃脘胀减轻,呃逆发作减少,时有胃中灼热反酸,大便每日 1 行,舌淡红,苔薄黄,脉弦滑。

处方:柴胡 10g　　法半夏 10g　　厚朴 10g　　草果 10g

焦槟榔 15g　　没药 5g　　白蔻 10g　　赤芍 10g

玫瑰花 10g　　瓜蒌 30g　　生大黄 6g　　煅牡蛎 10g

焦山楂 20g　　焦神曲 20g

14 剂,水煎服,日 1 剂。

按语:胃痞的主要病机为脾胃湿热。王老认为,现代人饮食动辄肥甘厚味,故易患此类膏粱之疾。脾喜燥恶湿,过食肥甘之品易生湿热,困阻脾胃,则升降失常,脏腑气机不得宣通。此例患者因饮食不节而蕴生湿热,阻滞气机,脾失健运,故脘胀纳呆;胃失和降,胃气上逆,故呃逆恶心,口气酸臭;湿热伤津,故渴喜冷饮;湿热流注,肠腑气滞,故大便黏滞;舌淡红,苔薄黄,脉弦滑为湿热蕴结之象。处方中:柴胡疏肝解郁;法半夏降逆和胃;槟榔、厚朴、草果辟秽化浊,行气透邪;没药、赤芍活血行瘀;杏仁、白蔻、砂仁化湿降气;玫瑰花、香附、青皮理气疏肝;生大黄、瓜蒌泻热通腑。二诊患者脘胀症减,仍胃热反酸,故去杏仁、砂仁、香附、青皮等祛湿行气之品,改槟榔为焦槟榔,并加焦山楂、焦神曲以消积健胃;煅牡蛎降逆抑酸。槟榔、厚朴、草果三味合用源自《温疫论》达原饮,吴又可称:"三味协力,直达其巢穴,使邪气溃败。"这三味药用于此例,意在破除湿热结聚,促进气机升降恢复正常。

(李汇博)

【验案 4】

王某,男,57 岁,2017 年 1 月 18 日初诊。

主诉:痞满 1 年。

现病史:患者近 1 年来上腹痞满,食后胀甚,胸胁苦满,反酸,呃逆,心烦喜呕,头重如裹不规律出汗,下肢肿,手足麻,肠鸣,口不苦,乏力,眠差,小便调,大便日行 2~3 次,完谷不化,体重超重 15kg。舌苔薄黄稍腻,舌边有齿痕,舌下脉络纡曲,脉弦细。既往高血压10余年,平素易怒。

辨证:肝热脾虚,湿阻气机。

治法:利湿清热,疏肝理气。

处方:

柴胡25g	黄芩10g	法半夏10g	生苡仁30g
白蔻仁10g	杏仁10g	厚朴10g	滑石[先煎]20g
竹叶5g	通草5g	龙胆草5g	生赭石6g
旋覆花[包煎]10g	焦山楂30g	生大黄6g	莱菔子15g

14剂,水煎服,日1剂。

二诊:患者上腹痞满减轻,头沉重感减轻,胸胁苦满加重,呃逆略多,两足冷,晨起咯白痰,胸部不适。舌苔薄黄,舌边有齿痕,舌下脉络纡曲,脉弦滑。

处方:

柴胡25g	黄芩10g	法半夏10g	厚朴15g
生赭石6g	旋覆花[包煎]10g	焦山楂30g	生大黄6g
白术10g	竹茹10g	泽泻30g	藿香10g
枳壳6g	郁金10g		

14剂,水煎服,日1剂。

三诊:胸胁胀满明显减轻,纳差,小便黄,大便日行3~4次。舌苔薄黄稍腻,有齿痕,舌下脉络纡曲,脉弦细。继以上方加减30余剂而愈。

按语:患者高血压病史多年,加上性情易怒,引起少阳枢机不利,气机郁滞化热;肝气横逆,犯于脾胃,脾胃运化失常,水湿内生,与热交结,形成一派湿热之象。少阳枢机不利,则胸胁苦满,心烦喜呕;脾胃运化失常,则痞满,呃逆,肠鸣,乏力,完谷不化;湿热熏蒸,上蒙清窍,则头重如裹。《伤寒论》记载:"伤寒五六日,中风,往来寒热,胸胁苦满,嘿嘿不欲饮食,心烦喜呕,或胸中烦而不呕,或渴,或腹中痛,或胁下痞硬,或心下悸,小便不利,或不渴,身有微热,或咳者,与小柴胡汤主之。"故本案以小柴胡汤和三仁汤加减,共奏调理气机、祛湿泻热之功。柴胡、黄芩调和少阳;法半夏、生苡仁、杏仁、白蔻仁祛湿;滑石、竹叶、通草通利小便而祛湿清热;厚朴、生赭石、旋覆花、生大黄、莱菔子通降胃气;龙胆草清利少阳湿热;焦山楂既能助运消食,又能入血通络。二诊湿热之象已减,去生苡仁、白蔻仁、杏仁、滑石、竹叶、通草、龙胆草、莱菔子,加竹茹、枳壳、泽泻、藿香以降气和胃,清热化湿;并加白术以顾护脾胃之气,防病复发;因胸胁苦满明显,再加郁金以疏肝行气,活血开郁。

（贾玹晓）

【验案 5】

李某,男,42 岁,2010 年 1 月 26 日初诊。

主诉:胃脘胀满 10 余年,加重 1 个月。

现病史:患者 10 余年前无明显诱因出现胃脘胀满,伴反酸烧心、纳少,自行服用多潘立酮未效。曾在外院诊为"反流性食管炎",具体用药不详,症状时有反复。症见胃脘胀满,伴烧心反酸,纳少,大便日 1 次,夜眠 4~5 个小时,平素进食快,口渴思凉,体胖。苔薄黄边腻,脉弦数。

辨证:湿热内结,中焦气滞。

治法:清热除湿,调畅气机。

处方:

柴胡 10g	黄芩 12g	杏仁 10g	生苡仁 30g
白蔻 10g	法半夏 15g	厚朴 10g	滑石 20g
竹叶 6g	通草 6g	金钱草 30g	生山楂 15g
草决明 30g	合欢花 15g		

7 剂,水煎服,日 1 剂。

二诊:药后胃脘胀减,纳、眠可,舌脉同前。继服上方两个月后痊愈。

按语:《景岳全书·痞满》:"凡有邪有滞而痞者,实痞也,无物无滞而痞者,虚痞也。"该患者平素进食过快,导致脾胃运纳失职,湿浊内生,郁而化热,湿热阻滞中焦,气机不畅,升降失司,出现胃脘胀满,运化失司,胃失和降,胃气上逆,故纳少,反酸烧心;口渴思凉,体胖,苔薄黄边腻,脉弦数均为脾虚湿热内蕴之象。正如《证治汇补·痞满》曰:"大抵心下痞闷,必是脾胃受亏。"其治须清热除湿、调畅气机,方选柴胡三仁汤加减。此方为小柴胡汤和三仁汤化裁而成。方中:柴胡疏散气机郁滞;黄芩清泻中焦湿热;杏仁宣利上焦肺气,气行则湿化;白蔻芳香化湿,行气宽中,畅中焦脾胃之气;生苡仁甘淡性寒,渗湿利水而健脾,使湿热从下焦而去;滑石、通草、竹叶甘寒淡渗,加强利湿清热之功;法半夏、厚朴行气化湿,散结除满;金钱草加强清热除湿之效;山楂消食化积;草决明清热润肠;因患者睡眠欠佳,故加合欢花以安神。服药7剂后患者胃脘胀满明显改善,继服两个月而愈。

(王晓希)

【验案6】

李某,男,31岁,2019年2月27日初诊。

主诉:胃脘胀早饱1年,加重两周。

现病史:近1年来无明显诱因出现胃脘胀满,早饱,口渴欲饮思凉,时有呃逆嗳气,食欲好,腋下汗出多有异味,手足冷,夜寐安,大便1~4天一行、时干时黏、排便不畅,小便色黄,形体消瘦。舌苔薄黄中根腻,舌下脉络纡曲,脉弦细。胃镜示:慢性胃炎伴糜烂,胃下垂,十二指肠壶腹变形。

辨证:脾虚湿热,肝胃不和。

治法:清热利湿,疏肝和胃。

处方:

柴胡 10g	枳实 10g	赤芍 10g	炙甘草 5g
竹茹 10g	蒲公英 15g	麦冬 15g	没药 5g
法半夏 6g	厚朴 10g	生苡仁 30g	白蔻 10g
焦槟榔 15g	生大黄 5g		

14剂,水煎服,日1剂。

嘱忌食生冷、油腻、肥甘之品。

二诊:药后胃脘胀满、呃逆、口渴均有改善,仅在餐后偶有呃逆,腋下汗出减少,仍手足冷,小便不黄,大便畅,1~2天一行。苔薄黄中根稍厚腻,舌下脉络纡曲,脉弦细。

处方:柴胡 10g　　枳实 10g　　赤芍 10g　　炙甘草 5g

蒲公英 15g　麦冬 15g　　没药 5g　　法半夏 6g

厚朴 10g　　焦槟榔 15g　生大黄 10g　生姜 10g

焦山楂 30g　陈皮 10g

14剂,水煎服,日1剂。

药后电话随访,诸症均减。

按语:患者形体消瘦,久患胃病,脾胃虚弱,又因平素饮食不节,膏粱厚味摄入过多,脾失健运,水湿内停,痰湿内生,湿阻气机,疏泄失常,土壅则木郁肝气横逆犯胃,症见胃脘胀满,早饱呃逆;湿热蕴结肝、脾二经,脾与胃相表里故见口渴思凉,小便黄,腋下汗出多有异味;手足不温为阳气内郁之表现;苔薄黄中根腻,舌下脉络纡曲,脉弦细,属湿热内蕴,气血瘀滞。治疗:柴胡、枳实、赤芍、炙甘草组成的四逆散以疏肝理脾,透解郁热;法半夏、厚朴消痞和胃;焦槟榔、生大黄宽肠导滞;竹茹、蒲公英清热化痰;生苡仁、白蔻清中、下焦湿热;麦冬滋养胃阴;没药活血理气,调畅气血。全方疏肝气,清湿热,去积滞,行气血。二诊诸症改善,小便不黄,汗出、口渴减轻,湿热渐除,故去竹茹、生苡仁、白蔻,加生姜、陈皮以和胃,焦槟榔化滞消胀。

(张静)

【验案7】

王某,女,75岁,2016年8月5日初诊。

主诉:脘胁胀满5年。

现病史:近5年来胃脘及右胁胀满,无疼痛。2015年行腹部B超检查:胆囊结石,直径0.2cm。现纳食少,无呃逆,头沉,口干鼻燥,右腿发凉,失眠,大便 1~2 日一行,质稀软、不成形。苔薄黄,舌下脉络瘀暗,脉弦细。

辨证:肝郁气滞,湿热阻络。

治法:疏肝理气,祛湿清热。

处方:柴胡 20g　　黄芩 10g　　法半夏 10g　　厚朴 10g

　　　金钱草 60g　鸡内金 20g　郁金 20g　　石韦 30g

　　　丹参 20g　　赤芍 15g　　丹皮 6g　　　生大黄 5g

　　　虎杖 30g　　麦冬 20g　　太子参 20g

20 剂,水煎服,日 1 剂。

嘱调畅情志,忌食肥甘之品。

二诊:脘胁胀满减轻,右腿凉减轻,口渴喜热饮,大便日一行,质偏干,头晕眠差。苔薄黄,舌下脉络瘀暗,脉弦细。

处方:柴胡 20g　　黄芩 10g　　法半夏 10g　　厚朴 10g

　　　金钱草 60g　丹参 20g　　赤芍 15g　　丹皮 6g

　　　麦冬 20g　　太子参 20g　党参 10g　　炒白术 10g

　　　泽泻 30g　　陈皮 10g　　玫瑰花 10g

20 剂,水煎服,日 1 剂。

按语:此病例属高龄女性,积损伤正,脾气亏虚,情志不舒,肝气郁结。脾虚失运,蕴生湿热,上蒙清窍,下注肠腑,故见头沉,便溏;肝气横逆,经络不畅,胃失和降,故见脘胀胁胀,纳呆食少;气血不足,肢体失养,脾不升清,津液不布,故见腿凉,口鼻干;湿热内扰,心神不安,故见失眠;苔薄黄,舌下脉络瘀暗,脉弦细,为湿热阻滞、气血不畅之象。王老临床上重视肝、脾两脏在生理、病理上的联系,常用小柴胡汤加减治疗脾虚肝郁证。此例患者肝郁脾虚,湿热阻滞,故处方中用柴胡、黄芩以疏肝解郁清热;太子参健脾益气养阴;法半夏、厚朴燥湿理气降逆;金钱草、石韦、虎杖清热利湿;丹参、赤芍、丹皮、郁金凉血活血;麦冬清热生津;鸡内金消积健胃;生大黄泻热通腑。二诊症状好转,湿热减轻,大便已调,故去鸡内金、郁金、石韦、生大黄,加党参、白术以健脾益气;玫瑰花、陈皮调畅肝脾气机;泽泻利水渗湿。处方中金钱草用量较大,在肝胆湿热证中王老常用此药,在清利肝胆湿热方面疗效显著。

(胡昕)

6. 胃癌

陈某,女,32 岁,2019 年 3 月 16 日初诊。

主诉:胃癌 6 个月,化疗后纳呆 8 周。

现病史:患者 6 个月前于外院诊断:胃体低分化腺癌 IV 期,腹膜转移腺癌,腹水、盆腔积液,骨转移,胸腔积液。两个月前于外院行卵巢转移癌切除术。8 周前开始腹腔灌注化疗(顺铂 + 氟尿苷),同时口服替吉奥。化疗后出现恶心呕吐,骨髓抑制 I 度,查血细胞分析:白细胞总数 6.43×10^9/L,中性粒细胞计数 4.30×10^9/L,血红蛋白 106.00g/L,血小板总数 75.00×10^9/L。昨日行第三周期化疗,今日来诊。症见神疲乏力,面色灰黄欠泽,唇淡。纳呆,饮水呛咳,腹胀,恶心,呕吐,口臭,呃逆。手指、足趾抽筋。睡眠不实,多梦,夜尿 2 次。大便黏滞不畅,日行 2 次,完谷不化。月经数月未来潮,无带下。舌苔黄厚腻,舌质淡暗,舌下脉络青紫重,脉弦细数。

辨证:湿浊中阻,脾虚气滞。

治法:化湿醒脾,行气导滞。

处方:焦槟榔 15g　　草果 10g　　生大黄^{后下} 10g　厚朴 12g
　　　　法半夏 6g　　生苡仁 30g　　焦三仙^各 15g

7 剂,水煎服,日 1 剂。

二诊:患者服药后恶心呕吐减轻,食欲增加,偶有呃逆,睡眠转佳,大便日行 2 次,较前通畅,矢气臭秽,便后腹中舒适;舌苔黄厚腻减半,舌下脉络青紫较重,脉弦细数。

处方:焦槟榔 15g　　草果 10g　　生大黄^{后下} 10g　厚朴 12g

法半夏 6g　　生苡仁 30g　　焦三仙^各15g　　赤芍 10g

14 剂,水煎服,日 1 剂。

三诊:患者诸症皆减,精神转佳,睡眠好,晨起口干,咯白痰,右胁稍疼痛,少量带下。舌苔薄腻根稍厚,舌下脉络青紫,脉弦细稍数。

处方:焦槟榔 15g　　草果 10g　　川军^{后下}10g　　川朴 12g

法半夏 6g　　生苡仁 30g　　焦三仙^各15g　　赤芍 10g

枳实 10g　　葶苈子 20g

14 剂,水煎服,日 1 剂。

四诊:服药后纳呆好转,口干渴,食后腹胀,大便日行 2 次,小便色黄,夜尿 3 次。舌质红,舌苔薄黄边腻,舌下脉络青紫,脉弦细稍数。CT 检查提示:胸腔积液。

处方:杏仁 10g　　生苡仁 30g　　生黄芪 20g　　葶苈子 20g

泽兰 30g　　丹皮 6g　　胆草 5g　　枸杞子 30g

川楝子 6g　　川朴 10g　　石斛 10g　　枇杷叶 10g

神曲 20g　　当归 5g

14 剂,水煎服,日 1 剂。

配合西黄丸口服,每日 1 次,每次 6g。

五诊:1 周前再次化疗后低热,体温 37.5℃,头晕,心烦汗出,口渴喜冷,小便灼热,舌苔薄黄边腻,舌下脉络青紫,脉弦细稍数。复查CT 已无胸腔积液,有少量腹水。

处方:生苡仁 30g　　生黄芪 50g　　葶苈子 30g　　泽兰 30g

丹皮 6g　　枸杞子 50g　　川楝子 6g　　当归 5g

生白芍 30g　　麦冬 20g　　知母 10g　　焦槟榔 15g

滑石 20g　　竹叶 5g　　通草 5g

14 剂,水煎服,日 1 剂。

按语:患者罹患恶疾,正气本虚,又因病重情志抑郁,化疗药毒所伤,更伤中焦脾胃,致其健运失常、升降失调,湿浊蕴结,浊气上逆,故见纳呆、腹胀、恶心、呕吐、口臭、呃逆、大便黏滞、完谷不化等症;生化乏源，气血亏虚，形体失养，筋脉失濡，心神不安，故见神疲乏力，面唇无华，手足抽筋，睡眠不实；后天不能充养先天，肾精不足，开合失司，冲任失调，血海不充，故见夜尿次数多，月经不来潮；舌苔黄厚腻，为湿浊化热之象；舌质淡暗，舌下脉络青紫重，为气虚血瘀、经络不畅之象；脉弦细数，为正气亏虚，湿浊郁热之征。治疗当先祛湿化浊、醒脾开胃。方中：焦槟榔行气消积；草果燥湿化浊，健脾开胃；川军通腑气，破积滞，行瘀血；川朴、法半夏燥湿降逆，行气消胀；生苡仁健脾渗湿；焦三仙消积化滞。二诊纳增，恶心呕吐、呃逆减轻，大便较前通畅，苔黄厚腻减半，舌下脉络青紫较重。故将川军后下以增强通腑之力，加赤芍以散瘀活血。三诊诸症皆减，右胁痛，咯白痰，加枳实、葶苈子以消积除痞，化痰降气。四诊纳少，口渴，食后腹胀，夜尿增多，舌红，苔薄黄边腻，CT 显示已无胸腔积液，提示湿浊渐去。处方中：杏仁宣降肺气；生苡仁健脾渗湿；生黄芪补益脾肺；葶苈子泻肺利水；泽兰利水活血；丹皮、当归活血养血；龙胆草清热利湿；枸杞子补益肝肾；川楝子疏肝行气；川朴燥湿消胀；石斛、枇杷叶清肺益胃，生津止渴；神曲健脾和胃，消食化积。配合西黄丸口服，清热解毒，消肿散结，有助于胃癌及其转移瘤的治疗。五诊于化疗后发热，头晕，心烦汗出，口渴喜冷，小便灼热，CT 显示有少量腹水，属再受药毒，伤津耗气，阴虚内热。处方以前方去杏仁、龙胆草、川朴、石斛、枇杷叶、神曲，增加黄芪、葶苈子用量以益气利水，增加枸杞子剂量以补益肝肾，加生白芍以养血柔肝，麦冬养阴生津，知母滋阴清热，焦槟榔消食导滞，滑石、竹叶、通草清热通淋而不伤阴液。本例特点在于辨证属本虚标实，先从中焦脾胃入手，祛湿化浊，行气导滞，健脾和胃，使脾胃运化功能有所恢复，气血生化有源，药物得以顺利受纳，再标本兼治，益气养阴，使整体状况渐渐趋向好转，为肿瘤的后续治疗打好基础。

（刘春生）

7. 呕吐

李某,男,27岁,2012年11月18日初诊。

主诉:呕吐1周。

现病史:患者长期酗酒,近1周空腹饮酒后胃脘不适,呕吐胃内容物,口渴思凉,口干,口苦,食后腹胀,呃逆,困倦,身时痒,手颤,性情急躁,时胸闷,小便黄,大便不成形,日两次,肠鸣。苔黄腻,舌边齿痕,脉弦滑数。

辨证:肝郁脾虚,湿热内蕴。

治法:疏肝健脾,清利湿热。

处方:柴胡10g　　黄芩10g　　法半夏10g　　党参10g
　　　旋覆花^{包煎}10g 生赭石10g　　金钱草30g　　葛根12g
　　　黄连6g　　　干姜5g　　　陈皮10g　　　茯苓10g

7剂,水煎服,日1剂。

二诊:药后症减,呕吐已止,口干口苦好转,手颤好转,已戒酒1周,大便不成形,日1次,小便黄。苔薄白,脉弦滑。

处方:柴胡10g　　黄芩10g　　法半夏10g　　旋覆花^{包煎}10g
　　　生赭石10g　金钱草30g　葛根15g　　　黄连6g
　　　干姜5g　　　陈皮6g　　　知母10g　　　太子参30g
　　　石斛10g　　枇杷叶10g

7剂,水煎服,日1剂。

三诊:诸症好转,效不更方,继服上方14剂巩固疗效。

按语:患者长期酗酒,酒客多湿热,加之性情急躁,肝失疏泄,木克脾土,脾失健运,湿热内蕴,阻滞气机,升降失常,胃气上逆,则呕吐呃逆,腹胀,胸闷;湿热伤津,胆火上攻,故口渴思凉,口干口苦,小便色黄;脾不升清,湿注肠腑,故大便溏;肠鸣为下寒,故存在上热下寒、寒热错杂之征;手颤多责之肝风,考虑湿热日久,扰动肝风,筋脉失养;脾虚湿盛则困倦;湿热蕴于肌肤则身痒;湿热内扰,心神不安,故烦躁;苔黄腻,舌边齿痕,脉弦滑数为脾气亏虚、湿热内蕴之象。处方以小柴胡汤、半夏泻心汤、二陈汤、葛根芩连汤等方加减化裁。方中:柴胡、黄芩疏肝解郁;黄连、干姜寒热并用,清上温下;旋覆花、生赭石降逆止呕;法半夏、陈皮、茯苓取二陈汤健脾祛痰化湿之意,因酒家不喜甘,故去甘草;党参益气健脾;葛根止泻生津;金钱草清利肝胆湿热。方仅12味,用药讲究,融合4首经方之意,配伍巧妙,而奏良效。二诊诸症好转,仍口渴思凉,小便色黄,属热伤津液,故减少温燥之陈皮,加大葛根用量以生津止渴,改党参为太子参以益气养阴,并加石斛、枇杷叶、知母以滋阴清热,守方治疗而痊愈。

(贺晓芳)

8. 呃逆

【验案1】

宋某,男,18岁,2013年4月16日初诊。

主诉:呃逆、烧心3年余。

现病史:患者平素饮食不节,近3年反复出现呃逆连连,伴反酸烧心,曾于当地医院诊断为"反流性食管炎",未曾系统治疗。现症见:口干思凉,纳、眠可,大便溏而不畅、日行2次,小便色黄。形体消瘦。舌苔薄黄腻,脉弦细。

辨证:湿热内阻,胃气上逆。

治法:清热除湿,调畅气机。

处方:
柴胡 20g	黄芩 10g	枳实 10g	杏仁 10g
生苡仁 20g	法半夏 10g	厚朴 10g	白蔻 10g
滑石 20g	竹叶 6g	通草 6g	旋覆花^{包煎} 10g
生赭石 6g	金钱草 50g	黄连 3g	乌贼骨 15g

14剂,水煎服,日1剂。

二诊:患者呃逆好转,仍反酸烧心,大便成形,日1次,舌苔薄黄稍腻,脉弦细。

处方:柴胡 20g　　黄芩 10g　　枳实 10g　　杏仁 10g

生苡仁 20g　　法半夏 10g　　厚朴 10g　　旋覆花^{包煎}10g

生赭石 6g　　金钱草 50g　　黄连 3g　　乌贼骨 15g

川贝 4g

14 剂,水煎服,日 1 剂。

按语:患者饮食不节,嗜食辛辣油腻,蕴湿生热,使腑气不行,胃失和降,气逆动膈,故发为呃逆,正如《景岳全书·呃逆》曰:"皆其胃中有火,所以上冲为呃"。湿热蕴结,灼铄胃阴,胃气上逆,故反酸、烧心,呃逆;湿热伤津,下注肠腑,故口渴思凉,便溏溲黄;湿热困脾,运化不利,气血乏源,肢体失养,故形体消瘦;舌苔薄黄腻,脉弦细,属湿热内蕴,肝郁脾虚表现。处方中:柴胡疏肝解郁理气;黄芩清泻中焦湿热;杏仁宣利上焦肺气,气行则湿化;白蔻芳香化湿,行气宽中,畅中焦脾胃之气;生苡仁甘淡性寒,渗湿利水而健脾,使湿热从下焦而去;滑石、竹叶、通草甘寒淡渗,加强利湿清热之效;法半夏、厚朴、枳实行气化湿,散结除满;金钱草、黄连清热除湿;旋覆花、生赭石理气降逆止呃;乌贼骨制酸。本案重在以柴胡、黄芩解郁清热,三仁汤宣上畅中渗下,以达气机通畅,湿行热清之效。

(贺晓芳)

【验案 2】

陈某,男,31 岁,2018 年 7 月 8 日初诊。

主诉:呃逆伴反酸烧心反复发作半年。

现病史:患者半年前因饮食不节,过食肥甘后出现呃逆,反酸烧心,进食后加重。胃镜检查示:反流性食管炎,慢性胃炎。现症见:呃逆频频,反酸,口渴思冷饮,纳差,大便溏,小便黄。舌质红,苔薄黄,舌边有齿痕,舌下脉络纡曲,脉弦滑数。

辨证:湿热中阻,升降失司。

治法:清化湿热,降逆止呃。

处方:旋覆花^{包煎}10g 生赭石 5g 法半夏 6g 丹参 30g

　　　赤芍 10g 厚朴 10g 焦槟榔 15g 蒲公英 20g

　　　焦山楂 30g 丹皮 6g 荷叶 30g 鸡内金 20g

14 剂,水煎服,日 1 剂。

嘱忌食生冷、油腻、肥甘之品。

二诊:服药后呃逆及反酸烧心大减,仍口渴思冷饮,大便时溏,小便黄。舌质红,苔薄黄,有齿痕,舌下脉络纡曲,脉弦滑数。

处方:丹参 30g 旋覆花^{包煎}10g 生赭石 5g 党参 10g

　　　蒲公英 20g 竹茹 10g 生石膏^{先煎}50g 知母 10g

　　　生白术 20g 荷叶 30g 鸡内金 20g 生地黄 30g

　　　泽兰 30g 生山楂 20g

14 剂,水煎服,日 1 剂。

三诊:服药后症减,纳增,仍口渴思冷饮,偶见反酸烧心,呃逆偶发,大便不成形,小便黄。舌质红,苔薄黄,有齿痕,舌下脉络纡曲,脉弦滑数。

处方:丹参 30g 旋覆花^{包煎}10g 生赭石 5g 党参 10g

　　　蒲公英 20g 竹茹 10g 生石膏^{先煎}50g 知母 10g

　　　生白术 10g 荷叶 30g 鸡内金 20g 生山楂 20g

　　　生苡仁 20g

14 剂,水煎服,日 1 剂。

后电话随访,诸症已愈。

按语:胃主受纳,为水谷之海,脾主运化,与胃互为表里,共司饮食的消化吸收及精微物质的输布。该患者素嗜肥甘,恣食生冷,导致脾胃受伤,升降失常,胃气上逆,引发呃逆。脾失健运,内生湿浊,久而化热,阻滞中焦,化腐生酸,则见呃逆,反酸,烧心;湿阻中焦,脾胃运化不及,则见纳差;湿热蕴于大肠,传导失司,则见便溏;湿热伤津,脾不升清,则见口渴思凉,小便色黄;舌边齿痕,舌红苔薄黄,舌下脉络纡曲,脉弦滑数,为脾气亏虚、湿热蕴结之象。首诊处方用旋覆花、生赭石、法半夏以降逆和胃,化痰止呃;丹参、赤芍、丹皮、蒲公英凉血清热;厚朴、焦槟榔燥湿行气通腑;荷叶升清降浊,与焦山楂、鸡内金共奏健胃消食化浊之功。二诊诸症大减,湿浊渐去而胃热尚炽,合用白虎加人参汤以清解胃热而顾护津液;予竹茹清热除烦,降逆止呃;生地黄能"凉心火之烦热、泻脾土之湿热";泽兰、生山楂活血利水,健胃助运。三诊诸症继续减轻,故去生地黄,加白术、生苡仁以健脾祛湿而顾其本,缓缓图之。

（张静）

9. 口臭

闻某,男,38 岁,2017 年 06 月 30 日初诊。

主诉:口臭 5 年余,近半年尤甚。

现病史:口气重,口苦,咯白痰,腹胀,有汗,眠欠安,胁胀,膝软。大便日行 1~2 次,质黏,小便黄。既往有萎缩性胃炎,甲状腺结节,脂肪肝病史。舌苔薄黄,根厚稍腻,舌下脉络纡曲,脉弦滑稍数。

辨证:脾胃湿热。

治法:清热化湿。

处方:

柴胡 20g	杏仁 10g	生苡仁 30g	白蔻 10g
法半夏 10g	厚朴 15g	滑石 20g	竹叶 5g
通草 5g	草果 6g	焦槟榔 15g	生大黄 6g
金钱草 60g			

14 剂,水煎服,日 1 剂。

二诊:服药后口气减,腹胀减,微口苦,大便稀。舌苔薄黄稍腻,舌下脉络纡曲,脉弦滑稍数。

处方:

柴胡 20g	杏仁 10g	生苡仁 30g	白蔻 10g
法半夏 10g	厚朴 15g	滑石 20g	竹叶 5g

通草 5g　　　　草果 6g　　　　焦槟榔 15g　　生大黄 6g

焦麦芽 30g　　炒白术 10g

14 剂,水煎服,日 1 剂。

按语:本案患者病机为湿热蕴阻中焦,阻滞气机,肝胆疏泄失常。肝气犯胃,胃失和降,胆热、浊气上逆,故见口臭口苦,胁腹胀满;湿热伤津,炼液为痰,故见口渴,咯痰,小便黄;湿热内扰心神,蒸津外泄,故见眠差,汗出;湿热注于下焦,经络不畅,故见膝软,大便黏。舌苔薄黄,根厚稍腻,舌下脉络纡曲,脉弦滑稍数,为湿热内蕴、气血不畅之象。治疗当清化湿热、消导去滞。处方以柴胡三仁汤加味:柴胡疏肝解郁,清透邪热;杏仁、白蔻、生苡仁宣上、畅中、渗下,通利三焦水道;法半夏、厚朴燥湿降逆;滑石、竹叶、通草清热利湿通淋;草果祛湿化浊;焦槟榔、生大黄行气通腑导滞;金钱草清利肝胆湿热。患者服药后诸症均减,提示湿热得以清化,积滞得以消导,气机得以调畅。因大便质稀,故二诊以前方去金钱草,加焦麦芽以消积助运;炒白术健脾燥湿,顾护脾胃。

(李汇博)

10. 便秘

【**验案 1**】

张某,女,49 岁,2016 年 4 月 8 日初诊。

主诉:排便不畅 1 年。

现病史:近 1 年大便不畅,1~2 日一行,先干后溏,质黏不成形,小便黄,伴餐后腹胀,呃逆,口苦口干。月经尚调,带下稍黄。苔薄黄,舌下脉络纡曲,脉弦滑。

辨证:肝郁脾虚,湿热中阻。

治法:疏肝健脾,清热利湿。

处方:柴胡 20g　　　法半夏 10g　　姜厚朴 10g　　杏仁 10g

生白术 50g　　金钱草 50g　　土茯苓 30g　　生苡仁 30g

麦冬 20g　　滑石^{先煎}30g　　生地黄 30g　　瓜蒌 30g

生大黄 5g

7 剂,水煎服,日 1 剂。

二诊:药后腹胀、呃逆减轻,大便每日一行,质黏不成形,口苦口干减轻,舌脉同前,效不更方,继服上方 14 剂。

三诊:大便 1~2 日一行,多数成形,余症渐消。舌苔薄黄,脉弦。

处方:柴胡 10g　　法半夏 10g　　姜厚朴 10g　　杏仁 10g

生白术 50g　　金钱草 50g　　土茯苓 30g　　生苡仁 30g

滑石^{先煎}20g　　生地黄 30g　　麦冬 20g　　桃仁 10g

14 剂,水煎服,日 1 剂。

1 个月后电话随访,患者饮食、二便正常,未诉不适。

按语:患者平素多思忧虑,情志不舒,致肝失疏泄,木郁克土,脾失健运,湿热内生,流注下焦,故见大便不畅,带下色黄;肝气郁滞,横逆犯胃,故见腹胀呃逆;热盛伤津,胆火上攻,故见口干口苦;舌苔薄黄,舌下脉络纡曲,脉弦滑,属湿热阻滞,气血不畅。首诊处方以大剂量柴胡疏肝解郁;法半夏、厚朴燥湿行气,降逆和胃;杏仁、生苡仁宣上、畅下,疏利三焦;金钱草、滑石、土茯苓清热利湿,清肝利胆;麦冬、生地黄养阴生津;生白术、瓜蒌、生大黄健脾通腑。二诊效不更方,三诊大便已调,诸症渐消,湿热大减,故去瓜蒌、生大黄,减少柴胡用量,加桃仁润肠活血通便以善后。

（胡昕）

【验案 2】

张某,男,61 岁,2013 年 9 月 24 日初诊。

主诉:便秘两个月。

现病史:患者近两个月来大便干结,每 3~4 日一行,饮酒时便秘加重,无腹痛腹胀。白天口涎多,夜间口黏,夜寐尚安,口不甚渴,思冷饮,时感膝软,小便色黄,夜尿1次。苔薄黄边腻,脉弦滑稍数。

辨证:湿热蕴结,传导不利。

治法:清热利湿,消积导滞。

处方:柴胡20g　　　杏仁10g　　　生苡仁30g　　　白蔻10g

　　　法半夏10g　　厚朴10g　　　滑石20g　　　竹叶6g

　　　通草6g　　　　金钱草50g　　焦山楂30g　　焦槟榔15g

14剂,水煎服,日1剂。

二诊:药后大便仍干结,日行2次,小便色黄,牙龈肿。苔薄黄,脉弦滑。

处方:柴胡20g　　　杏仁10g　　　生苡仁30g　　　白蔻10g

　　　法半夏10g　　厚朴10g　　　滑石20g　　　竹叶6g

　　　通草6g　　　　金钱草50g　　焦山楂30g　　焦槟榔15g

　　　龙胆草5g

14剂,水煎服,日1剂。

三诊:大便干好转,日一行,小便量增,纳可,眠佳,多梦,时感膝软,左重于右。苔薄白,脉弦滑。

处方:柴胡20g　　　杏仁10g　　　生苡仁30g　　　白蔻10g

　　　法半夏10g　　厚朴10g　　　滑石20g　　　竹叶6g

　　　通草6g　　　　金钱草50g　　焦山楂30g　　莱菔子15g

　　　龙胆草5g

14剂,水煎服,日1剂。

药后患者大便已调,日行1次,仍感膝软,余无不适,继予六味地黄丸滋阴补肾,填精益髓。

按语:患者为老年男性,年逾六旬,脾肾渐衰,健运失常,饮食不节,内生湿热,耗伤津液,肠道失润,阻滞气机,升降失常,故见便秘溲黄,时思冷饮;酒性属热,饮后助邪,故便秘更甚;湿热蕴脾,运化失常,津液失布,故见白天涎多,夜间口黏;肾精亏损,骨髓不充,故见双膝酸软;苔薄黄边腻,脉弦滑稍数,为湿热内蕴之象。综观舌脉诸症,辨证属湿热蕴结。治疗以清热利湿、消积导滞为法,方选柴胡三仁汤加味。以柴胡调畅气机,解郁清热;杏仁、白蔻、生苡仁宣上、畅中、渗下,开通三焦;法半夏、厚朴辛开苦降,行气燥湿;滑石、通草、竹叶清热利湿,使邪有出路;加金钱草以增强清利湿热之力;以焦山楂、焦槟榔消食导滞。经治疗后患者便次增多,苔腻好转,但见牙龈肿,故再加龙胆草以清热燥湿。药后大便已调,遂改以六味地黄丸滋阴补肾、填精益髓治疗膝软。此例辨证以脾肾亏虚为本,湿热蕴结为标,故须祛湿清热、消除积滞,使运化恢复,气机畅通,大便自下。若过用苦寒攻下,则反而重伤脾气,病必不除。

（季菲）

11. 泄泻

【验案1】

陈某,男,48岁,2013年5月14日初诊。

主诉:大便不成形1年。

现病史:患者近1年大便日行2次,质黏不成形,无肠鸣,有矢气,溲黄,纳可,口干不甚渴,口苦思凉,头部起小疖,腿凉,阴囊潮湿。体重80kg,身高180cm,超重5kg。2012年9月10日查胃镜示:萎缩性胃炎伴糜烂。苔薄白,根厚,脉弦滑。

辨证:肝胆湿热,脾失健运。

治法:清肝利胆,健脾化湿。

处方:

柴胡10g	枳实10g	赤芍10g	没药5g
金钱草40g	厚朴10g	郁金10g	黄芩10g
生苡仁30g	草决明30g	丹参20g	黄连6g

6剂,水煎服,日1剂。

二诊:药后症减,大便已成形,口干思冷饮,头部起小疖。苔薄黄根厚,脉弦滑。

处方:莱菔子 15g　　黄连 6g　　　金银花 30g　　蒲公英 30g

　　　枳实 15g　　　赤芍 15g　　　没药 5g　　　　丹参 20g

　　　金钱草 40g　　厚朴 10g　　　郁金 15g　　　黄芩 10g

　　　草决明 50g

10 剂,水煎服,日 1 剂。

三诊:大便成形,日一行,头部小疖好转。苔薄白,脉弦滑。已无其他不适。

按语:患者以大便质黏不成形为主症,病属中医学"泄泻"范畴。患者肝气不疏,木克脾土,则健运失常,升降失调,清阳不升,水湿不化,故便不成形,时有矢气;湿阻气滞日久,郁而化热,蕴于肝胆,其热上炎,故见口干苦思凉,头起小疖;湿热循经注于下焦,故见溲黄,阴囊潮湿。苔薄白,根厚,脉弦滑,为脾失健运、蕴生痰湿之象。综观诸症,辨证为肝胆湿热,脾失健运,治以清肝利胆,健脾化湿。方中:柴胡、枳实、厚朴、郁金疏肝理气;赤芍、没药、丹参凉血活血散瘀,以助肝气条达;黄芩、黄连苦寒,清热燥湿,坚阴止利;金钱草、草决明、生苡仁清热利湿,使水湿得以从小便而出。服药 6 剂后二诊,大便已成形,仍思冷饮,头部起小疖,苔薄黄根厚,脉弦滑,是肝之疏泄功能好转,脾气得以健运,湿邪减而热仍未清,故以前方去柴胡、生苡仁,增加草决明用量,加金银花、蒲公英,以增强清热之力;莱菔子消食降气,有利于中焦气机运转顺畅。继服 10 剂,诸症好转。

（季菲）

【**验案 2**】

李某,男,12 岁,2013 年 1 月 17 日初诊。

主诉:腹泻半年。

现病史:患者近半年腹泻,每餐食后即便,尚成形,每日 3 次,便前无腹痛,小便调,纳可,食后脘腹胀,不思凉,目下青,眠安。苔薄白,舌边有齿痕,脉弦缓。

辨证:脾虚湿蕴,中气不调。

治法:健脾祛湿,调理中气。

处方:党参 10g　　土白术 20g　　山药 15g　　扁豆 10g

　　　鸡内金 6g　　厚朴 10g　　玫瑰花 10g　　茯苓 10g

　　　法半夏 6g　　砂仁 3g

14 剂,水煎服,日 1 剂。

二诊:大便调,日 1 行,纳可,已无脘腹胀,目下青减。苔薄黄,脉滑。

处方:党参 10g　　土白术 10g　　山药 15g　　鸡内金 6g

　　　茯苓 10g　　法半夏 6g　　玫瑰花 10g　　厚朴 10g

　　　黄芩 6g

14 剂,水煎服,日 1 剂。

药后患者大便已调,已无不适。

按语:患者为男性儿童,素体脾气不足,复因饮食不节,致脾气亏虚,健运失常,故见便次增多,食后即便;脾虚湿蕴,阻滞气机,故见脘腹胀满;运化失健,生化乏源,肝体失养,风阳易动,故见目下色青;舌边齿痕,脉弦缓,为脾虚肝旺之象。综观诸症,辨证属脾虚湿蕴,中气不调,治疗当以健脾祛湿、调理中气为法,方选参苓白术散加减。方中:党参补脾益气;土白术、茯苓健脾燥湿利水;山药补脾养胃止泻;扁豆健脾化湿和中;砂仁温脾止泻,化湿开胃;鸡内金健胃消食;法半夏燥湿消痞;玫瑰花行气解郁;厚朴燥湿除满。服药 14 剂,患者大便已调,目下青减,苔转薄黄,蕴湿已减,稍有热象,故去扁豆、砂仁,减土白术用量,加黄芩以清热燥湿,药后痊愈。望诊中目下部位本属脾胃,又称肉轮,青为肝木之色,目下色青提示肝木乘克脾土。小儿肝常有余,脾常不足,脾虚则更易引发肝风,治疗当缓肝理脾,泻木扶土,使肝风自息。平素调护中也要注意节制饮食,避免过食损伤脾胃。

（季菲）

【验案3】

杨某,男,53 岁,2018 年 6 月 13 日初诊。

主诉:反复腹泻、腹痛 30 年。

现病史:近 30 年来反复腹痛、腹泻,每 1~2 周发作 1 次,与情绪变化相关,多于焦虑紧张时发作,腹痛即泻,泻下急迫,无脓血黏液便,泻后乏力。曾行肠镜检查提示:肠息肉,已钳除。平素偶有脘胀、口苦,食欲尚可,不思冷饮,四肢时有瘙痒,入睡难,眠浅多梦,易急躁,夜尿 2~3 次,大便溏,矢气臭。苔薄黄根厚腻,舌下脉络瘀暗较重,脉弦滑。

辨证:脾虚肝旺,湿热内蕴。

治法:清热利湿,疏肝健脾。

处方:柴胡 20g　　杏仁 10g　　生苡仁 30g　　厚朴 10g
　　　藿香 10g　　法半夏 6g　　滑石 20g　　焦槟榔 15g
　　　乌梅 10g　　生山楂 15g　　黄芩 6g　　金钱草 60g
　　　丹参 20g　　泽兰 20g　　白芍 30g　　炒栀子 6g
　　　淡豆豉 6g

14 剂,水煎服,日 1 剂。

嘱清淡饮食,禁肥甘厚味之品及热性水果,多咀嚼,七分饱。

二诊:服药后未再出现腹泻,腹痛 2 次,程度较前明显减轻,口苦改善,急躁易怒未作,入睡困难及皮肤瘙痒未减,大便成形。苔薄黄边腻,舌下脉络瘀暗较重,脉弦滑。

处方:柴胡 20g　　杏仁 10g　　生苡仁 30g　　厚朴 10g
　　　法半夏 6g　　滑石 20g　　焦山楂 15g　　乌梅 10g
　　　金钱草 80g　　丹参 30g　　泽兰 30g　　赤芍 10g
　　　苦参 6g　　土茯苓 30g　　生山楂 15g

14 剂,水煎服,日 1 剂。

三诊:因工作忙停药半个月,现口干苦,偶有腹痛隐隐,手部湿痒,纳可,睡眠可,大便每日一行、成形。苔薄黄根稍厚,舌下脉络瘀暗,脉弦滑。

处方:柴胡 15g　　乌梅 10g　　生山楂 20g　　焦槟榔 15g

　　　木香 5g　　　没药 5g　　　金钱草 80g　　丹参 30g

　　　麦冬 20g　　　法半夏 6g　　土茯苓 50g　　苦参 6g

　　　泽兰 30g　　　玫瑰花 10g　　炒内金 20g

14 剂,水煎服,日 1 剂。

四诊:口渴,偶有腹痛隐隐,未再有腹泻,手部湿痒,纳可,睡眠可,大便正常,小便调。苔薄黄根厚腻,舌下脉络瘀暗,脉弦滑。

处方:乌梅 10g　　生山楂 20g　　焦槟榔 15g　　草果 6g

　　　生大黄 6g　　没药 5g　　　金钱草 80g　　丹参 30g

　　　厚朴 10g　　　枳实 10g　　　土茯苓 50g　　泽兰 30g

　　　玫瑰花 10g　　生内金 15g

14 剂,水煎服,日 1 剂。

继续以上方加减调理 3 个月,配合清淡饮食,腹痛腹泻基本痊愈,手部湿痒明显改善。

按语:患者平素性情易急躁,大便溏,属于脾虚肝旺体质。肝气横逆乘脾,脾虚升降失常,则见腹痛即泻,每因焦虑紧张而发;脾失健运,精微不布,肢体失养,则见乏力;脾虚湿邪内生,蕴久生热,湿热阻遏气机,壅于三焦外溢肌肤,则为脘胀口苦,皮肤瘙痒渗液,矢气臭秽;湿热内扰心神,则眠浅多梦;湿热内阻,气滞血瘀,则见舌下脉络瘀暗,苔黄根厚腻,脉弦滑。初诊治以柴胡三仁汤加减。三仁汤出自《温病条辨》,是治疗湿温初起,邪在气分,湿重于热的常用方剂。原方用白蔻芳香化湿,行气宽中,畅中焦之脾气,本例中因时值暑月用藿香替换白蔻,杏仁宣上焦肺气,气行则湿化,生苡仁甘淡性寒,渗湿利水而健脾,使湿热从下焦而去,三仁合用,从三焦分消湿热;用柴胡调畅肝气,清解郁热;滑石、黄芩、金钱草清肝胆湿热;法半夏、厚朴、焦槟榔行气化湿,导滞除满;炒栀子、淡豆豉清热除烦,改善睡眠;丹参清心除烦,活血凉血;白芍柔肝缓急;泽兰活血利水;

生山楂活血消积;乌梅酸收,涩肠止泻,柔肝缓急。全方合用,清三焦湿热,疏肝健脾。二诊腹泻已愈,腹痛减轻,大便成形,情绪平稳,已无急躁易怒,故去炒栀子、淡豆豉,改白芍为赤芍,以凉血活血;用焦山楂以消积导滞;苦参、土茯苓燥湿清热,解毒止痒。三诊时三焦湿热之征减轻,舌下脉络仍瘀暗,口干口苦,故去杏仁、生苡仁、滑石、黄芩、焦山楂,加没药、木香、玫瑰花以活血理气,炒内金消积导滞;麦冬养阴生津。四诊大便已调,腹痛、湿疹减轻,去柴胡、木香、法半夏、苦参,用草果芳香化浊;合小承气汤荡涤胃肠积滞,清胃肠湿热,巩固疗效。

(张静)

12. 便血

张某,男,30岁,2018年8月15日初诊。

主诉:便血5年,加重1周。

现病史:5年来大便干结,便中带鲜血,进食辛辣后尤甚,平素脘腹胀满,两胁胀痛,口干口苦思凉,食欲好,嗜睡多梦,矢气多臭,小便调。苔薄黄根厚腻,舌下脉络纡曲重,脉弦滑稍数。

辨证:肝胃郁热,湿热下注。

治法:清热泻火,化湿凉血。

处方:

柴胡20g	生石膏^{先煎}60g	焦槟榔15g	草果6g
生地榆10g	生大黄6g	丹参30g	泽兰30g
川楝子6g	金钱草60g	厚朴15g	青皮10g
枳实10g	佩兰10g	焦山楂30g	

14剂,水煎服,日1剂。

嘱忌食生冷、辛辣、油腻、肥甘之品。

电话回访,服药后大便干、便中带血即缓解,脘腹胀满、两胁胀痛明显改善。

按语:《医述·便血》云:"便血一证,古有肠风、脏毒、脉痔之分,其见不外乎风淫肠胃、湿热伤脾二义……"滑伯仁云:"肠风,则足阳明积热久而为风,风有以动之也;脏毒,则足太阴积热久而生湿,从而下流也。风则阳受之,湿则阴受之。"《证治汇补》曰:"皆由七情六淫,饮食不节,起居不时,或坐卧湿地,或醉饱行房,或生冷停寒,或酒面积热,触动脏腑,以致荣血失道,渗入大肠。"由此可知,便血的发病与积热相关。该患者青年男性,为阳盛体质,又嗜食辛辣,化生湿热下注大肠,损伤血络则便血。脘腹胀满,两胁胀痛,口干口苦思凉,食欲好,矢气多臭,为肝胃郁热。苔薄黄根厚腻,脉弦滑稍数为湿热蕴结之象。离经之血即为瘀血,故见舌下脉络纡曲。处方中:重用生石膏以清胃火;柴胡透邪解郁;金钱草清热利湿;生大黄、枳实、厚朴、焦槟榔、焦山楂下气通腑,消积导滞;草果、佩兰芳香化浊;生地榆、丹参凉血止血;川楝子、青皮疏肝理气;泽兰活血利水。

（张静）

13. 痢疾

葛某,男,35 岁,2012 年 9 月 3 日初诊。

主诉:腹泻两周。

现病史:患者近两周腹泻,大便可见脓血,于外院诊为"痢疾",曾服抗生素治疗,效果不佳。现大便日行 2~3 次,伴有脓血,小便色黄,身倦乏力,口腔溃疡,时有咳嗽,呃逆,呕吐,口渴,夜间眠可。舌淡红,苔薄白,脉滑数。

辨证:湿热下注。

治法:清化湿热。

处方:

白头翁 10g	黄连 6g	黄柏 6g	赤芍 6g
生大黄 3g	炙甘草 2g	黄芩 6g	

3 剂,水煎服,日 1 剂。

二诊:每日大便2次,质软成形,均无脓血黏液,未再呕吐。苔薄黄,脉滑数。

处方:黄连6g　　白芍6g　　生大黄3g　　炙甘草2g
　　　黄芩6g　　茯苓10g　　焦三仙^各15g

8剂,水煎服,日服3次。

三诊:大便日一行,质软成形,无恶心呕吐。苔薄黄,脉滑。患者未诉其他明显不适。

按语:患者急性起病,病程两周,以腹泻为主症,当注意鉴别痢疾与泄泻。《景岳全书·泄泻》曰:"泻浅而痢深,泻轻而痢重,泻由水谷不分,出于中焦,痢以脂血伤败,病在下焦。在中焦者,湿由脾胃而分于小肠,故可澄其源,所以治宜分利;在下焦者,病在肝肾大肠,分利已无所及,故宜调理真阴,并助小肠之主,以益气化之源。"可见,泄泻病在中焦,病机重在脾虚湿盛,治疗可健脾祛湿,分利小便。而痢疾病在下焦大肠,临床特点一是里急后重,二是下利脓血。患者便见脓血,为湿热疫毒下注,熏灼肠道,内陷血分,气血凝滞,热毒上炎,津液耗伤,故见口渴,口腔溃疡;湿热蕴蒸,肺胃气机上逆,故见咳嗽、呃逆、呕吐;痢疾日久,损耗正气,卫外不固,故见身倦,乏力,多汗。舌淡红,苔薄白,脉滑数,提示湿热内结。综合诸症,辨证为湿热下注,治疗以清化湿热为法,方选白头翁汤加减。方中:白头翁性味苦寒,专入大肠经,清热解毒,凉血止痢;黄连、黄芩、黄柏苦寒清热燥湿,清三焦湿热;生大黄泻热破瘀,下积通便,可除积滞瘀血,即"通因通用"之法;赤芍凉血活血,可清血分之热;少佐炙甘草,有缓急和中之效。服药3剂后大便成形,已无脓血,是热毒已减,故去白头翁、黄柏,改赤芍为白芍,配炙甘草酸甘化阴;加茯苓、焦三仙以健中焦,助正气恢复。继服8剂,诸症好转。

(季菲)

14. 眩晕

【验案1】

郝某,男,66岁,2015年5月15日初诊。

主诉:头晕头胀3个月。

现病史:患者3个月前出现头晕头胀,头部转侧时加重,伴有手指麻木。现头晕,指端麻木,咳嗽,咯痰色白,口渴思凉,眠可,大便干,两日一行。舌苔黄腻,舌下脉络纡曲较重,脉弦滑。平素嗜烟酒及肥甘厚味,既往脑梗死、颈椎病、糖尿病、颈动脉斑块病史,长期口服阿司匹林肠溶片。

辨证:湿热伤津,瘀血内结。

治法:清热利湿,化瘀散结。

处方:

生地黄 30g	杏仁 10g	生苡仁 30g	白蔻 10g
法半夏 10g	厚朴 15g	滑石 20g	草果 6g
瓜蒌 30g	海藻 10g	昆布 10g	三棱 6g
莪术 6g	地龙 15g	夏枯草 20g	胆南星 6g

14剂,水煎服,日1剂。

二诊:药后患者头晕减轻,指端麻木缓解,口渴思凉减,大便仍干,两日一行,小便黄。舌苔薄黄,脉弦滑。

处方:

生地黄 50g	厚朴 15g	瓜蒌 30g	海藻 10g
昆布 10g	三棱 6g	莪术 6g	地龙 15g
夏枯草 20g	胆南星 6g	元参 30g	麦冬 30g
北沙参 30g	太子参 20g	天花粉 30g	

14剂,水煎服,日1剂。

三诊:药后头晕明显缓解,未诉口渴,大便日一行,小便黄。舌苔薄黄,脉弦滑。

处方:

生地黄 30g	厚朴 15g	瓜蒌 30g	海藻 10g
昆布 10g	三棱 6g	莪术 6g	地龙 15g

夏枯草20g　　胆南星6g　　　元参30g　　　麦冬30g

太子参20g　　法半夏10g　　火麻仁10g

14剂,水煎服,日1剂。

按语:此患者平素嗜烟酒厚味,且性情急躁易怒,酒食伤脾,气恼伤肝。肝郁脾虚,脾失健运,湿热内生,耗伤津液,阻滞气机,津伤则脉道失润,气滞则血行不畅,致瘀血内结,经络痹阻,清窍、肢体失养,故见头晕头胀,手指麻木;湿热内蕴,炼液为痰,故见咳嗽咯痰;津液损伤,失于濡润,故见口渴便干;苔黄腻,舌下脉络纡曲较重,脉弦滑,为湿热阻滞、瘀血内结之象。首诊治疗以清热利湿、化瘀散结为法,予杏仁、生苡仁、白蔻、滑石、法半夏、厚朴等三仁汤中主要药物以清热利湿,调畅三焦气机;加草果、瓜蒌、胆南星以祛痰清热;生地黄养阴生津;海藻、昆布、三棱、莪术、地龙、夏枯草化瘀散结。二诊头晕已减,苔已不腻,仍便干溲赤,故去杏仁、生苡仁、白蔻等祛湿之品,加北沙参、天花粉、麦冬等清热生津,并予太子参益气养阴。三诊头晕显减,已无口渴,故去天花粉、元参等,加法半夏以祛痰;火麻仁通便。患者症状已显著改善,但其颈动脉斑块属瘀血、痰浊结聚而成,难以迅速消散,尚须继续服药治疗。

（温雅）

【验案2】

沈某,男,51岁,2018年11月7日初诊。

主诉:头晕伴心悸反复发作1年余。

现病史:1年前无明显诱因出现头晕心悸,每于进食后加重。发作时头晕昏沉,发作约1分钟,伴心悸,夜寐多梦,咯白黏痰,纳可,小便黄,大便质黏不成形。舌质红,苔薄黄略腻,舌下脉络紫暗,脉弦滑。

辨证:湿热阻滞,痰蒙清窍。

治法:清热利湿,化痰降浊。

处方:生地黄 30g　　金银花 20g　　炒栀子 10g　　苦参 6g

　　　丹皮 6g　　　焦三仙^各45g　生大黄 6g　　　蒲公英 15g

　　　莱菔子 15g　　竹茹 10g　　　柴胡 10g　　　焦槟榔 12g

14 剂,水煎服,日 1 剂。

嘱忌食生冷、油腻、肥甘之品。

二诊:药后眩晕、心悸均减,头仍有昏沉感,夜寐梦减,口渴,口唇生疮。大便次数增多,仍质黏不成形,小便色黄。舌质红,苔薄黄略腻,舌下脉络紫暗,脉弦滑。

处方:生地黄 30g　　黄芩 10g　　　苦参 5g　　　丹皮 10g

　　　藕节 15g　　　炒栀子 6g　　　焦槟榔 15g　　知母 10g

　　　黄柏 10g　　　蒲公英 20g　　金银花 20g　　玫瑰花 10g

14 剂,水煎服,日 1 剂。

三诊:头晕,心悸减轻,咯痰、口渴,唇口疮疡已除,夜寐仍多梦。小便黄,大便不成形。舌质红,苔薄黄略腻,舌下脉络紫暗,脉弦滑。

处方:生地黄 15g　　苦参 5g　　　丹皮 6g　　　藕节 15g

　　　炒栀子 10g　　金银花 20g　　丹参 20g　　　柴胡 15g

　　　生苡仁 30g　　龙胆草 5g　　杏仁 12g　　　黄柏 10g

14 剂,水煎服,日 1 剂。

按语:丹溪云:"无痰不作眩。"本案患者主症头晕昏沉,属湿热内蕴,上攻头目,清窍不利;湿热蕴结中焦,脾胃运化不及,故于进食后加重;湿热久蕴,内扰心神,则心悸不宁,夜寐多梦;湿聚为痰,上干于肺,肺气上逆,则咯白黏痰;湿热下迫大肠,则大便不成形而质黏;湿热耗损津液,故见小便色黄;舌质红,苔薄黄略腻,舌下脉络紫暗曲,脉弦滑,均为湿热阻滞之征。初诊:重用生地黄以清热生津,滋阴养血;配合炒栀子、竹茹、丹皮清热除烦凉血以宁心安神;金银花、蒲公英清热散邪,轻清宣达;苦参清热燥湿;莱菔子、焦槟榔、焦三仙行气消积,助脾胃之运化;生大黄泻热导滞,使湿热之邪从大肠而去;柴胡疏利肝胆,解郁清热。二诊湿邪稍减,热象仍盛,故见头晕,心悸症减而口唇生疮,患者大便次数增加,故以前方去焦三仙、生大黄、莱菔子、竹茹、柴胡;减少炒栀子、苦参用量,增加丹皮、蒲公英、焦槟榔剂量;加黄芩、黄柏以清热燥湿;知母、藕节滋阴凉血;玫瑰花疏肝解郁。三诊诸症均减,夜寐多梦,仍有热象,故去黄芩、焦槟榔、知母、蒲公英、玫瑰花;减少生地、丹皮用量,增加炒栀子剂量;加丹参以活血凉血、清心除烦;柴胡疏肝清热;杏仁宣达肺气;生苡仁健脾渗湿;龙胆草清热燥湿,泻肝胆实火。诸药合用,全方清热祛湿之力尤甚。

(张静)

【验案3】

张某,男,30岁,2017年6月16日初诊。

主诉:头晕7年余。

现病史:时有头晕,腿软,手足肿胀,喜卧,痰多色白,口渴,恶风,纳佳,眠安,大便日一行,小便色黄。舌苔薄黄,边有齿痕,舌下脉络瘀暗,脉弦滑。

辨证:脾虚湿蕴,清阳不升。

治法:清热利湿,健脾升清。

处方:

白术 10g	泽泻 30g	白蒺藜 30g	柴胡 20g
法半夏 6g	藿香 10g	厚朴 10g	龙胆草 5g
茯苓 15g	麦冬 15g	滑石 20g	生甘草 3g

14剂,水煎服,日1剂。

嘱节制饮食,适量运动。

二诊:药后头晕发作减少,咯痰减少,口渴汗多,大便不成形,小便色黄,舌脉同前。

处方:

白术 10g	泽泻 30g	白蒺藜 30g	柴胡 20g
法半夏 9g	藿香 10g	厚朴 10g	龙胆草 5g
茯苓 15g	麦冬 15g	滑石 20g	生甘草 3g
焦槟榔 12g	生黄芪 20g		

14剂,水煎服,日1剂。

按语:《金匮要略·痰饮咳嗽病》曰:"心下有支饮,其人苦冒眩,泽泻汤主之。"泽泻汤主治水停心下,清阳不升,浊阴上犯,头目昏眩,现常用于治疗耳源性眩晕,临床疗效颇佳。此例患者久患眩晕,属脾虚失运,痰湿内停,阻遏气机,清阳不升,卫外不固,故见头晕喜卧,腿软恶风;痰气交阻,经脉不畅,故见手足肿胀;痰湿久郁,化热伤津,故见口渴溲黄;舌边齿痕为脾虚之象;苔薄黄,舌下脉络瘀暗,脉弦滑,为湿蕴化热、气血不畅之象。四诊合参,辨证为脾虚湿蕴,清阳不升,治疗以清热利湿、健脾升清为主。处方以白术、泽泻、茯苓健脾祛湿,白蒺藜、柴胡疏肝解郁,升提清阳,龙胆草、滑石、生甘草清热利湿,藿香芳香和中化浊,法半夏、厚朴燥湿理气,麦冬养阴生津。药后患者头晕减轻,故以前方加法半夏以加强祛湿之力,并予生黄芪、焦槟榔一健脾消积,进一步促进脾胃运化。

（胡昕）

【验案4】

卢某,男,65岁,2016年4月8日初诊。

主诉:反复头晕10余年。

现病史:患者素喜肥甘厚味,近10年反复发作头晕,胸闷憋气,劳则加重,纳佳,时有腹胀,口鼻干燥,眠安,二便调,形体肥胖。舌苔薄黄,根稍厚,舌下脉络瘀暗,脉弦滑。2015年5月查颈部血管彩超:双侧颈动脉粥样斑块 1.8cm×0.2cm,遂于外院行颈动脉支架置入术。2016年3月28日复查颈部血管彩超:双侧颈动脉粥样斑块 1.7cm×0.2cm。

辨证:湿热伤阴,痰瘀互结。

治法:祛湿潜阳,化瘀散结。

处方:三棱 10g   莪术 10g   海藻 15g

    昆布 15g   生地黄 50g   丹参 30g

草决明 50g　　　夏枯草 30g　　　元参 30g

北沙参 10g　　　枸杞子 30g　　　生龙牡^{先煎各}30g

路路通 15g

14 剂,水煎服,日 1 剂。

嘱清淡饮食,控制体重。

按语:此例患者病史已逾 10 年,病因系平素饮食不节,损伤脾气,健运失常,痰湿内生,气血郁滞,蕴热伤阴,致肝肾不足,风阳易动,清窍失养,故见劳则头晕,口鼻干燥;气机阻滞,升降失常,故见胸闷腹胀;舌、脉属痰瘀郁热之象。处方以三棱、莪术破血逐瘀行气,海藻、昆布化痰软坚散结,重用生地黄、枸杞子以滋补肝肾之阴,丹参凉血活血,元参、北沙参清热养阴润燥,草决明、夏枯草清肝利湿散结,生龙骨、生牡蛎重镇潜阳,路路通活血通络。患者久病体胖,故须以重剂取效。对于临床所见动脉硬化斑块,王老多责之于痰瘀互结,三棱、莪术和海藻、昆布是常用的祛痰化瘀、软坚散结药对。

（胡昕）

15. 不寐

【验案 1】

李某,女,37 岁,2014 年 12 月 26 日初诊。

主诉:寐差易醒 1 年余。

现病史:眠差易醒,入睡困难,周身乏力,左胁肋部及脐周、小腹胀痛,腰部酸痛,夜尿 2 次,大便不成形,日 1 次。末次月经为 12 月 12 日,痛经伴行经乳胀,月经周期准,带经期 6 天,月经色黑有血块,带下色黄量多。苔薄黄,舌下脉络纡曲,脉弦滑稍数。

辨证:肝郁脾虚,湿热内蕴。

治法:疏肝健脾,清热利湿。

处方:柴胡 20g　　　土茯苓 30g　　　苦参 6g

百部 30g	萹蓄 20g	瞿麦 20g
当归 10g	赤芍 10g	没药 6g
郁金 10g	乌药 15g	金钱草 50g
玫瑰花 10g	生龙牡^{先煎各}30g	合欢花 15g

6剂,水煎服,日1剂。

嘱患者清淡饮食,细嚼慢咽,勿食生冷黏腻之品。

药后患者睡眠改善,遂自行继服前方14剂,每夜睡眠时间可达5小时左右,大便成形,余症亦减。

按语:患者平素急躁易怒,致肝气不疏,郁久化火,加之思虑过度,劳伤心脾。肝属木,肝气不疏则胁肋胀痛;脾属土,脾虚则运化失司,痰湿内蕴,木愈强而土愈弱,以致肝强乘脾,脾虚不能养心,心神不安以致不寐;加之脾虚痰湿阻滞日久,一方面妨碍气血运行,而见月经色黑有血块、舌下脉络纤曲等瘀血之象,另一方面郁久化热,而见带下色黄量多等湿热下注之征。苔薄黄,脉弦滑数均为湿热之象。故治疗之根本在于疏肝健脾,兼以清热利湿。本方以柴胡、郁金、乌药、玫瑰花行气解郁止痛,当归、赤芍、没药养血柔肝活血,生龙骨、生牡蛎、合欢花镇静解郁安神,土茯苓、苦参、百部、萹蓄、瞿麦、金钱草除湿清热。药后诸症均减,效不更方,终获痊愈。

(戴建兴)

【验案2】

刘某,男,49岁,2012年9月26日初诊。

主诉:入睡困难两个月余。

现病史:患者近两个月余眠差,入睡困难,服催眠药后可睡1~2小时。伴心烦耳鸣,视物模糊,纳呆恶心,怕冷,思冷饮,腰痛,阴囊潮湿,大便日一行,小便黄。苔黄厚腻,脉沉弦。

辨证:湿热蕴结,内扰心神。

治法:通腑泻热,消积祛湿。

处方:枳实 15g　　　厚朴 15g　　　生大黄^{后下}10g 芒硝^{冲服}15g

龙胆草 10g　　生栀子 10g　　莱菔子 15g　　焦槟榔 15g

草果 6g　　　焦三仙^各45g

3 剂,水煎服,日 1 剂。

二诊:药后凌晨 1~2 时早醒,午睡 4~5 小时,消谷善饥,不思冷饮,大便日行 5~6 次,今日已呈水样,小便黄。苔黄厚腻,脉沉弦。

处方:枳实 15g　　　厚朴 15g　　　生大黄^{后下}10g 芒硝^{冲服}15g

龙胆草 10g　　生栀子 10g　　莱菔子 15g　　焦槟榔 15g

草果 6g　　　焦三仙 45g　　生苡仁 30g　　滑石^{先煎}30g

5 剂,水煎服,日 1 剂。

三诊:夜间睡眠达 4~5 小时,精神好转,后背、头项发紧,口干稍苦不渴,咯痰多,耳鸣。大便日行 3~5 次,停药后大便正常,小便色黄。舌苔黄白相兼,脉弦滑。

处方:生苡仁 30g　　滑石^{先煎}30g　　厚朴 15g　　　生大黄^{后下}10g

龙胆草 10g　　生栀子 10g　　莱菔子 15g　　焦槟榔 15g

草果 6g　　　柴胡 20g　　　川芎 5g

7 剂,水煎服,日 1 剂。

四诊:睡眠每日 4~5 小时,时口干,后背发紧,大便溏,日行 2~3 次。舌苔白黄相兼,舌边齿痕,脉弦滑。

处方:柴胡 30g　　　生苡仁 30g　　川芎 5g　　　厚朴 15g

生大黄^{后下}10g 龙胆草 10g　　生栀子 10g　　莱菔子 15g

葛根 15g　　　红藤 30g　　　焦槟榔 15g　　草果 15g

10 剂,水煎服,日 1 剂。

药后每夜睡眠持续 6~7 小时,大便日一行,继服 7 剂后病愈。

按语:患者为中年男性,素嗜烟酒,蕴生湿热,内扰心神,故见心烦眠差,入睡困难;湿热蕴于中焦,运化失健,升降失常,阳气郁遏,故见纳呆、恶心、怕冷;湿热熏蒸肝胆,循经上犯、下注,故见耳鸣、视物模糊、阴囊潮湿;湿热阻滞经络,不通则痛,故见腰痛;热盛灼烁津液,故见思冷饮,小便黄;苔黄厚腻,脉沉弦,为湿热蕴结之象。辨证属湿热扰神,治疗以通腑泻热、消积祛湿为法,方选大承气汤加味。以生大黄通腑泻热;芒硝软坚润燥;厚朴、枳实燥湿行气,散结消痞;焦槟榔除湿消积,行气利水;草果化浊透邪辟秽;龙胆草清热燥湿,泻肝胆火;生栀子清热利湿,泻火除烦;莱菔子消食降气;焦三仙健脾和胃,消食调中。药后大便次数增多,睡眠时间延长,项背不适,苔厚腻减,为腑气已通而湿热未尽,故去枳实、芒硝,先后加生苡仁、滑石以清热利湿;柴胡、川芎、葛根、红藤疏肝散热,行气活血,通经活络而获效。

(季菲)

【验案3】

朱某,男,55岁,2017年5月3日初诊。

主诉:失眠两年。

现病史:患者近两年来失眠,入睡困难,服地西泮等药物辅助睡眠后每日睡眠仅3小时左右。食凉则胃痛,甚则腹泻,小便短赤无力,淋漓不尽。素日喜饮白酒,既往患强直性脊柱炎30年,室性期前收缩病史10年,右耳失聪两年。近期查腹部超声提示:胆结石7.7mm×3.5mm,肾结石4mm×2.6mm。舌苔薄黄根稍厚,舌下脉络纡曲,脉代。

辨证:肝胆郁滞,湿热扰神。

治法:清热利湿,解郁安神。

处方:柴胡20g　　金钱草80g　　海金沙^{包煎}30g 鸡内金20g

郁金20g　　赤芍10g　　石韦30g　　刘寄奴10g

黄连3g　　法半夏9g　　生姜20g　　百合20g

酸枣仁20g

14剂,水煎服,日1剂。

二诊:仍时有入睡困难,服用地西泮等药物后可睡眠4~5小时,思冷饮,小便黄,遗精。舌苔薄黄,根部有剥脱,脉代弦细。

处方:金钱草60g　　　海金沙^{包煎}30g　　　鸡内金20g

　　　郁金20g　　　　　炙甘草12g　　　　　赤芍10g

　　　生地黄80g　　　　石韦30g　　　　　　生龙牡^{先煎各}30g

　　　元参30g　　　　　麦冬30g　　　　　　瓜蒌30g

　　　百合20g　　　　　酸枣仁20g　　　　　生大黄3g

14剂,水煎服,日1剂。

三诊:已停用催眠药,睡眠改善,偶有梦,头晕头胀,肠鸣,大便日行7~8次。复查腹部B超提示:胆结石0.6mm×1.4mm,肾结石已消失。舌苔黄根厚,舌下脉络纡曲,脉代。

处方:炙甘草60g　桂枝10g　　法半夏6g　　白术10g

　　　生地黄60g　生黄芪30g　党参10g　　茯苓15g

　　　桂圆10g　　酸枣仁20g　生姜15g　　大枣15g

　　　木香3g　　　当归10g　　金钱草80g　鸡内金20g

　　　郁金20g　　石韦30g

14剂,水煎服,日1剂。

四诊:睡眠较前改善,偶有眠不实,多梦,口不渴,纳可,舌苔黄,舌下脉络纡曲,脉代。继以上方加减,继服20余剂而愈。

按语:患者素喜饮酒,损伤脾气,运化不及,湿热蕴结,气机阻滞,肝胆疏泄失常,气郁化火,内扰心神,少阳枢机不利,阴阳不得交通,故见入睡困难;脾失健运,胃失和降,故饮食生冷则腹痛、腹泻;湿热循经上犯耳窍,故见失聪;湿热下注膀胱,气化不利,故见小便短赤淋漓;湿热久郁,煎熬津液,故见砂石内结。舌苔薄黄,根稍厚,正是湿热上蒸于舌;舌下脉络纡曲,脉代,则属湿热阻滞,经络不畅。故首诊以清热利湿、解郁安神为法。方药中:以大剂量柴胡疏肝解郁,清透少阳,调畅枢机;金钱草、海金沙、石韦清热利湿,利尿通淋;鸡内金消积软坚;赤芍、刘寄奴凉血柔肝,活血通经;法半夏、生姜祛湿和胃;黄连清心泻火;郁金、百合利胆除湿,解郁宁心;酸枣仁养血安神。二诊睡眠时间增加,舌苔根部剥脱,有阴伤之象,遂去柴胡、法半夏、生姜、黄连等行气燥湿之品,合用增液承气汤并加瓜蒌以养阴通腑清热;生龙骨、生牡蛎镇静安神;大剂量炙甘草补益心脾。三诊时已停用催眠药,睡眠改善,胆结石明显缩小,肾结石消失,而仍有脉代。《伤寒论》记载:"伤寒,脉结代,心动悸,炙甘草汤主之。"故改以炙甘草汤为基础方加减,治疗着重于补益心脾,仍少佐利胆除湿之品以治疗胆结石。本案病情复杂,临床诊疗时当分清主次,综合考虑。

(贾竑晓)

【验案4】

杨某,男,48岁,2016年5月14日初诊。

主诉:夜难入寐4个月。

现病史:患者4个月前出现夜间入睡困难,未曾诊治。现每日仅睡眠3~4小时,神疲乏力,阴囊潮湿、瘙痒,纳可,口不渴,小便黄,大便正常。舌淡,苔黄腻,舌下脉络纡曲,脉弦滑。

辨证:湿热内郁,气机不利。

治法:清利湿热,调畅气机。

处方:

杏仁 10g	生苡仁 30g	白蔻 10g	法半夏 10g
厚朴 10g	滑石 20g	竹叶 6g	通草 6g
柴胡 20g	合欢花 15g	藿香 10g	

12剂,水煎服,日1剂。

二诊:药后患者睡眠明显好转,每日睡眠可达6小时以上,神疲乏力改善,故效不更方,续服上方21剂而愈。

按语:《灵枢·大惑论》曰:"卫气不得入于阴,常留于阳,留于阳则阳气满,阳气满则阳跷盛,不得入于阴则阴气虚,故目不瞑矣。"患者平素饮食不节,伤及脾胃,运化失职,湿浊内生,郁而化热,湿热互结,有碍卫气运行,使其入夜后不能顺利由阳入阴,故致失眠;舌淡,苔黄腻,舌下脉络纡曲,脉弦滑均为湿热内郁之征。治以宣畅气机、清利湿热,方选三仁汤加减。方中:杏仁辛宣肺气,以开其上;白蔻、厚朴、法半夏苦辛温通,以畅其中;生苡仁、通草、滑石、竹叶清利湿热,以利其下;柴胡疏理气机;合欢花宁心安神;藿香芳香化湿。全方使湿热去,气机畅,营卫阴阳运行正常而眠安。

(贺晓芳)

【验案5】

赵某,女,46岁,2018年10月10日初诊。

主诉:入睡难伴多梦两个月。

现病史:近两个月来无诱因出现入睡困难,久久难寐,入睡后眠浅多梦。白天头晕耳鸣,目眵多,眼干涩,口微甜不干,纳呆。小便黄,大便黏,1~3天一行。月经周期规律,经色暗,带下色黄。平素多思虑。苔薄黄,中后部腻,舌下脉络纡曲,脉弦细。

辨证:湿热蕴结,内扰心神。

治法:清热利湿,解郁安神。

处方:柴胡20g　　炒栀子10g　　淡豆豉10g　　炙甘草6g

　　　杏仁10g　　生苡仁30g　　白豆蔻10g　　法半夏6g

　　　浮小麦30g　　白术10g　　泽泻30g　　草果5g

　　　玫瑰花10g

14剂,水煎服,日1剂。

忌食生冷、油腻、肥甘之品。

二诊:睡眠改善,入睡较前容易,仍多梦,口渴喜热饮,食欲差,大便头干,1~3天一行,小便黄。末次月经11月2日来潮,错后8天,色淡红,痛经。苔薄黄,舌下脉络纡曲,脉弦滑。

处方:柴胡20g　　炒栀子10g　　淡豆豉10g　　杏仁10g

　　　生白术10g　　玫瑰花30g　　旋覆花^{包煎}10g　　生赭石5g

　　　瓜蒌30g　　合欢皮30g　　砂仁^{后下}5g　　香附20g

　　　木香10g

14剂,水煎服,日1剂。

按语:《灵枢·大惑论》称"卫气不得入于阴,常留于阳"是不寐的病因。《景岳全书》云:"不寐证虽病有不一,然惟知邪正二字,则尽之矣……有邪者多实证,无邪者皆虚证。"该患者中年女性,生活工作压力大,平素多思虑,情志不畅,肝气不疏,气机运转失常,营卫阴阳不能交通,故发不寐。又今人膏粱厚味摄入较多,损伤脾胃,湿热内生,阻遏气机,内扰心神,阳不入阴则入睡困难;湿热循经上犯头面,则目涩、晨起目眵增多、头晕耳鸣;湿热阻遏中焦,则口微甜、无食欲;湿热流于下焦,则带下黄,小便黄,大便黏;苔薄黄,中后部腻,舌下脉络纡曲,脉弦细,属湿热内蕴、气血不畅之征。治疗用柴胡三仁汤合栀子豉汤、泽泻汤加减。三仁宣上、畅中、渗下,配伍草果加强芳香化湿作用;法半夏消痞和胃;白术、泽泻健脾渗湿;柴胡、玫瑰花疏肝解郁,调畅气机;炒栀子、淡豆豉清心除烦热;浮小麦宁心除热。二诊用砂仁替换白蔻,加强醒脾开胃作用;生白术替换生苡仁,配伍瓜蒌以加强健脾润肠功效;合欢皮、香附、玫瑰花理气活血,调畅肝气,改善月经不调;旋覆花、代赭石和胃降逆。全方调气机,化湿滞,未用酸枣仁、柏子仁、生龙骨、生牡蛎等安神药物而达到安神之效。

(张静)

【验案6】

王某,男,33岁,2018年5月12日初诊。

主诉:入睡困难半年余。

现病史:半年前出现入睡困难,夜寐3~4小时,纳呆,口干,口苦,口渴思冷饮,食后腹胀,呃逆,烦躁,头晕,大便质软,日行2~3次,小便色黄。舌苔薄黄稍腻,舌下脉络瘀暗,脉弦滑。

辨证:肝胃不和,湿热扰神。

治法:疏肝和胃,清热利湿。

处方:柴胡 25g　　黄芩 10g　　法半夏 10g　　党参 10g

　　　炙甘草 6g　　生姜 3 片　　生石膏^{先煎}60g　炒栀子 10g

　　　淡豆豉 10g　　旋覆花^{包煎}10g　生赭石 5g　　　金钱草 50g

　　　竹茹 10g　　黄柏 6g　　　丹参 5g

14 剂,水煎服,日 1 剂。

复诊诸症及舌苔脉象均好转,在此方基础上加减化裁,共服药两个月病愈。

按语:《素问·逆调论篇》曰:"阳明者胃脉也,胃者六腑之海,其气亦下行,阳明逆不得从其道,故不得卧也。《下经》曰:'胃不和则卧不安'。此之谓也。"患者脾胃失调,湿热阻滞,疏泄失常,肝郁化火,内扰心神,故见失眠烦躁;肝火犯胃,灼烁胃阴,胃失和降,故见纳呆,口干苦,口渴思冷饮,腹胀呃逆;湿热上蒙清窍,下注肠腑、膀胱,故见头晕溲黄,大便次数增多;苔薄黄稍腻,舌下脉络瘀暗,脉弦滑为湿热阻滞,血行不畅,瘀阻脉络。本例以小柴胡汤合栀子豉汤为主方。方中柴胡疏肝解郁,黄芩、黄柏清热燥湿,法半夏燥湿化痰,党参、生姜、炙甘草益气和胃,金钱草利胆清湿热,炒栀子、淡豆豉清热除烦,生石膏、竹茹泻火清胃,旋覆花、生赭石理气降逆,丹参凉血活血。全方体现了上焦得通、津液得下、胃气因和的特点,故药后得寐。

(赵文麟)

【验案 7】

邹某,男,49 岁,2019 年 3 月 20 日初诊。

主诉:失眠半年。

现病史:患者半年来入睡困难,多梦早醒,醒后不易入睡,每晚总睡眠时间 4~5 个小时。腰酸,口不渴而思凉,周身困重,皮肤有湿疹,以阴囊两侧为重,大便黏滞不畅,每日 1~2 次,小便色黄。舌苔薄黄,舌根苔厚边腻,舌边有齿痕,舌下脉络紫暗,脉弦滑稍数。既往有脂肪肝、高脂血症、高尿酸血症病史。

辨证:肝郁脾虚,湿热蕴结。

治法:疏肝健脾,清热祛湿。

处方:柴胡 15g　　杏仁 10g　　生苡仁 30g　　白蔻 10g

　　　法半夏 6g　　姜厚朴 10g　　滑石 20g　　竹叶 6g

　　　通草 6g　　　草决明 60g　　金钱草 60g　　生大黄 6g

　　　土茯苓 30g　百合 20g　　　合欢皮 20g　　焦槟榔 15g

14 剂,水煎服,日 1 剂。

二诊:药后症减,入睡改善,每晚睡眠约 6 小时,口渴,大便不黏,夜尿 1 次。舌根苔黄,舌下脉络紫暗减轻,脉弦滑。

处方:杏仁 10g　　　生苡仁 30g　　姜厚朴 15g

　　　草决明 60g　　金钱草 60g　　生大黄^{后下} 10g

　　　土茯苓 30g　　百合 20g　　　合欢皮 20g

　　　焦槟榔 15g　　焦山楂 30g　　醋鸡内金 20g

　　　瓜蒌 20g

14 剂,水煎服,日 1 剂。

按语:《素问.逆调论篇》曰:"胃不和则卧不安,此之谓也。"患者长期海外出差,饮食不节,情志不舒,致肝郁脾虚,饮食停滞,湿热内蕴,上扰心神,故而不寐,寐而不安;湿热内蕴,故口不渴而思凉;湿热蕴于肌肤,故皮肤湿疹;蕴于腰府,故腰酸;湿热下注,故小便黄,大便黏滞不畅;湿易阻滞气机,故周身困重;舌边齿痕,为脾气亏虚之象;苔薄黄腻,舌下脉络紫暗,脉弦滑稍数为湿热内蕴、气血阻滞之征。初诊治以疏肝健脾、清热祛湿法。方中杏仁宣肺化湿;白蔻、厚朴、法半夏芳化理气燥湿;通草、生苡仁、滑石淡渗利湿;竹叶清透热邪;柴胡疏肝解郁,加强疏利三焦水道之气化;再加金钱草、草决明以清肝胆,除湿热;百合、合欢皮解郁宁心安神;生大黄、焦槟榔通腑泻热;土茯苓祛湿解毒止痒。二诊睡眠明显改善,湿热症状减轻,故去柴胡、竹叶、通草、滑石、豆蔻、法半夏等清热疏肝化湿之药,加焦山楂、醋鸡内金、瓜蒌等以加强消积通腑导滞之功,使三焦畅通而湿热得除,脾胃气机升降正常,心自清净而神宁。

(袁辉)

16. 心悸

【验案1】

杨某,男,37岁,2017年3月15日初诊。

主诉:心悸紧张半年。

现病史:自诉半年来早醒,醒后心悸、紧张、耳鸣;晨起口苦、嗳气明显,口渴喜凉饮,干咳无痰,每日下午3~5时手麻、胸闷,夜间12时至凌晨1时手麻;小便黄,大便溏,日一行,便前偶有腹痛。舌质红,苔黄腻,舌下脉络纡曲较重,脉弦滑稍数。目前在服用西药抗焦虑药。

辨证:湿热蕴结,上扰心神。

治法:祛湿清热,解郁安神。

处方:柴胡20g   龙胆草6g   炒栀子10g   淡豆豉10g

  金钱草60g   焦山楂30g   杏仁10g   厚朴12g

  丹参30g   旋覆花^{包煎}10g   生赭石5g   生大黄6g

  黄芩10g   草果10g   槟榔15g   法半夏10g

14剂,水煎服,日1剂。

二诊:服药后心悸、紧张减轻,咳嗽改善,大便日行1~3次,便时腹部不适,情绪差则腹泻,耳鸣,怕声音,遇声响则烦躁。舌质红,苔薄黄,舌下脉络纡曲,脉弦滑。

处方:柴胡20g   炒栀子10g   淡豆豉10g

  金钱草60g   焦山楂30g   杏仁10g

  厚朴12g   丹参30g   旋覆花^{包煎}10g

  生赭石5g   地榆15g   黄芩10g

  郁金10g   生龙牡^{先煎各}15g   法半夏10g

7 剂,水煎服,日 1 剂。

服药后诸症皆减,在上方基础上随症加减,服药 30 余剂而愈。

按语:湿热蕴结,上扰神明,神明不宁则心悸,紧张;湿热累及肝胆、脾胃,胆火上攻,升降失常,则口苦嗳气,耳鸣,腹痛便溏;湿热痹阻,气血不畅,经络不通,则胸闷,手麻;湿热伤津,则口渴,干咳,小便色黄;舌红苔黄腻,脉弦滑稍数,为湿热内蕴之象;舌下脉络纤曲,为气血阻滞之征。《伤寒论》记载:"发汗、吐、下后,虚烦不得眠,若剧者,必反复颠倒,心中懊侬,栀子豉汤主之。"故首诊以栀子豉汤合龙胆泻肝汤加减。炒栀子、淡豆豉清心泻火,宣郁除烦;柴胡、黄芩疏肝清热,解郁燥湿;龙胆草、金钱草清利肝胆湿热;旋覆花、生赭石顺降胃气;草果、槟榔、法半夏、厚朴祛湿化浊,行气降逆;杏仁、生大黄降气通腑泻热;丹参、焦山楂活血消积。全方共奏清热除湿、疏理气机之功。二诊时情绪改善,大便增多,但时有烦躁,故去龙胆草之苦寒,草果、槟榔之辛温,加生龙骨、生牡蛎以镇静安神,地榆、郁金凉血解郁。

（贾竑晓）

【验案 2】

周某,女,57 岁,2019 年 1 月 22 日初诊。

主诉:心悸反复发作 7 年余。

现病史:患者自 7 年前绝经后时有心悸,伴烦躁,胸闷,颈项不适,有时头枕部痛。食后反酸,呃逆,口渴,晨起口苦,下肢凉,腰酸膝软。近日入睡困难,多梦早醒。大便质黏不畅,2~4 日一行。舌体胖大,舌质暗,舌苔中后部黄,舌下脉络纤曲重,脉弦滑左细。白细胞计数偏低病史 10 年,最低曾降至 2.8×10^9/L。

辨证:肝郁脾虚,湿热内扰。

治法:疏肝健脾,清热祛湿。

处方:柴胡 20g　　黄芩 10g　　法半夏 9g　　党参 10g

旋覆花 10g　　生赭石 5g　　金钱草 60g　　丹参 30g

泽兰 30g　　　厚朴 10g　　焦槟榔 15g　　生白术 30g

枳实 10g　　　瓜蒌 30g

21 剂,水煎服,日 1 剂。

二诊:心悸症减,睡眠好转,口渴不思凉。舌苔根黄,舌下脉络纤曲较重,脉弦滑稍数。复查白细胞计数:5.49 × 10⁹/L。

处方:柴胡 20g　　黄芩 10g　　法半夏 6g　　党参 10g

旋覆花 10g　　生赭石 5g　　金钱草 60g　　丹参 30g

泽兰 30g　　　厚朴 10g　　焦槟榔 10g　　生白术 30g

瓜蒌 30g　　　炒栀子 6g　　麦冬 15g

21 剂,水煎服,日 1 剂。

药后患者诸症均减,再次复查白细胞计数:5.65 × 10⁹/L。

按语:《伤寒论·辨太阳病脉证并治》96 条曰:"伤寒五六日,中风,往来寒热,胸胁苦满,嘿嘿不欲饮食,心烦喜呕,或胸中烦而不呕,或渴,或腹中痛,或胁下痞硬,或心下悸……小柴胡汤主之。"第 101 条称:"伤寒中风,有柴胡证,但见一证便是,不必悉具。"患者心悸,心烦,胸闷,反酸,呃逆,口渴,均为小柴胡汤证,故以小柴胡汤加减治疗。患者情志不舒,肝气郁滞,木克脾土,脾失健运,蕴生湿热,内扰心神,故见心悸、烦躁、胸闷、眠差;肝气犯胃,胃失和降,胆火上攻,灼伤胃阴,故见口苦、口渴、反酸、呃逆;湿热阻滞经脉,气血运行不畅,故见头痛,颈项不适;湿热下注,阳气内郁,形体失养,故见腰酸膝软,下肢凉;湿热下注肠腑,故见便黏不畅;舌体胖大,属脾气亏虚;舌质暗,舌苔中后部黄,舌下脉络纤曲重,脉弦滑左细,为湿热瘀阻之象。首诊治以柴胡疏肝解郁清热;党参、白术健脾益气;厚朴、枳实、瓜蒌、焦槟榔下气通腑;旋覆花、生赭石降逆和胃;金钱草、黄芩清热利胆燥湿;泽兰利水活血;丹参活血化瘀。二诊患者白细胞上升明显,未出现心悸,胸闷,头枕疼痛,仍有口渴、舌苔根黄,舌下脉络纤曲减轻。故去枳实,减少法半夏、焦槟榔用量;加炒栀子、麦冬以清热生津,仍以疏肝健脾为法调理。

（孙晓文）

17. 淋证

【验案1】

王某,男,27岁,2014年1月17日初诊。

主诉:小便带血1年余。

现病史:患者近1年余时有小便带血,查腹部B超、CT,诊断为"肾结石"。现症见:小便色黄,时有出血,形体肥胖,动则汗出,口渴思凉,膝、髋、踝关节疼痛,大便日行1~2次。苔白黄稍腻,舌下脉络纡曲,脉沉弦。

辨证:湿热蕴结。

治法:清利湿热,通淋排石。

处方:

金钱草60g	海金沙30g	生内金20g	柴胡20g
杏仁10g	生苡仁30g	白蔻10g	法半夏10g
厚朴15g	滑石^{先煎}30g	竹叶6g	通草6g
生石膏^{先煎}50g	知母15g	草决明60g	石韦30g
焦山楂30g	白茅根30g		

7剂,水煎服,日1剂。

二诊:小便色黄,大便日2次,夜寐多梦,晨起咯痰,口渴思凉。苔薄白,舌下脉络纡曲较重,脉沉弦。

处方:

金钱草60g	海金沙40g	生内金20g	杏仁10g
生苡仁30g	法半夏10g	厚朴10g	滑石^{先煎}30g
生石膏^{先煎}60g	知母15g	草决明80g	石韦30g
焦山楂30g	泽兰30g	猪苓30g	生地黄50g

14剂,水煎服,日1剂。

嘱患者清淡饮食,坚持运动,戒烟酒。

三诊:小便中有砂石排出,大便畅,咯痰减少,面部起少量痤疮。舌苔薄黄,边有齿痕,舌质淡暗,舌下脉络纡曲较重,脉沉弦。

处方:

金钱草 60g	海金沙 40g	生内金 20g	杏仁 10g
生苡仁 30g	法半夏 10g	厚朴 10g	滑石^{先煎}30g
生石膏^{先煎}30g	知母 12g	草决明 80g	石韦 30g
焦山楂 30g	泽兰 30g	生地黄 50g	金银花 30g

7剂,水煎服,日1剂。

药后复查腹部 CT:双肾结石已排出。体重下降 2kg。

按语:患者为青年男性,素嗜肥甘,饮食不节,蕴生湿热,下注膀胱,煎熬尿液,结为砂石。湿热蕴结,损伤血络,故见小便色黄,时有尿血;湿热内蕴,耗伤津液,迫津外泄,故见出汗,口渴思凉;湿热阻滞,气机郁遏,经络不畅,气血不通,故见关节疼痛;苔白黄腻,舌下脉络纡曲,脉沉弦,为湿热瘀阻之象。综观舌脉诸症,辨证属湿热蕴结,治疗当以清利湿热、通淋排石为法,方选三金汤合柴胡三仁汤加减。以金钱草、海金沙等清热利湿,利尿通淋;鸡内金消积化石;柴胡疏肝清热,调畅气机;杏仁宣利上焦肺气,白蔻畅中焦脾气,生苡仁渗利下焦湿热;滑石、通草、竹叶、石韦、草决明利湿通淋清热;法半夏、川朴燥湿行气,共用使气行湿化,湿热得以分消;生石膏、知母清热泻火,生津润燥;白茅根凉血止血;焦山楂消食化瘀。二诊患者仍多梦,口渴思凉,属湿邪已减,热势仍盛,阴津亏损,故去柴胡、白蔻;增加生石膏、草决明、海金沙用量,以助化石排石;并加泽兰以活血利水;猪苓利水渗湿;生地黄清热凉血,养阴生津。药后砂石顺利自小便中排出,患者痊愈。三诊以上方加减巩固疗效。

(季菲)

【验案 2】

袁某,女,63岁,2019年2月13日初诊。

主诉:排尿不畅,频急量少1个月。

现病史:小便不畅,尿频尿急,每次量少,无尿痛,无恶寒发热,无腰腹痛。颜面浮肿,口苦,口干思凉,不欲饮水,头胀痛,纳可,大便黏,小便黄。苔黄根厚,舌下脉络纡曲重,脉沉细数。

辨证:湿热内蕴,气化失司。

治法:清热祛湿,疏利三焦。

处方:
柴胡 20g	黄芩 10g	瓜蒌 30g	法半夏 6g
滑石 20g	金钱草 60g	杏仁 10g	焦槟榔 15g
厚朴 10g	炒栀子 6g	豆豉 10g	白术 10g
泽泻 30g			

14 剂,水煎服,日 1 剂。

嘱忌食生冷、油腻、肥甘之品。

电话随访,服上方后诸症好转,已无尿频尿急等不适。

按语:小便不利在《内经》中被称为癃闭,《灵枢·本输》曰:"三焦……实则癃闭,虚则遗尿。"说明三焦气化不利可导致本病。本例患者中焦运化不及,湿热内生,灼烁津液,阻碍气机,症见口干思凉,口苦而不欲饮;湿热注于下焦,膀胱气化失常,大肠传导失司,症见小便频急量少,大便黏滞不畅;湿热犯于上焦,上蒙头面,则见颜面浮肿,头部胀痛;苔黄厚,舌下脉络纡曲,脉沉细数,为湿热阻滞、气血不畅之象。处方以柴胡、黄芩解郁清热,宣畅少阳,疏利三焦;瓜蒌质润而降,化痰通腑,解中焦热结,除大肠积滞;法半夏、厚朴、焦槟榔理气降逆、燥湿利水,使气行则水行;栀子、豆豉、杏仁清解上焦之郁热,降肺气之逆,开水之上源;泽泻、白术健脾利水,助中焦运化之机;滑石、金钱草清热通淋,利下焦久蓄之水。诸药合用,使湿去热除,三焦通利,气机调畅,气化恢复,故小便正常。

(张静)

18. 遗精

崔某,男,28 岁,2012 年 9 月 25 日初诊。

主诉:遗精 3 年。

现病史:每周遗精 2~3 次,阴囊潮湿,乏力,腰酸腿软,活动后好转,胸胁胀满,汗多,面部痤疮,口苦,纳差,眠可,大便黏,小便黄。苔白黄相兼边腻,脉沉弦稍数。

辨证:肝热脾虚,相火内动。

治法:清肝健脾,清泻相火。

处方:柴胡 20g 黄芩 10g 杏仁 10g 生苡仁 30g
   白蔻 10g 法半夏 10g 厚朴 10g 滑石 20g
   竹叶 6g 通草 6g 知母 6g 黄柏 10g
   炒谷麦芽^各20g

14 剂,水煎服,日 1 剂。

二诊:遗精次数减少,每周 2 次,乏力,目胀,眠差,纳可,大便成形,苔白黄相兼,脉弦滑。

处方:柴胡 20g 黄芩 10g 杏仁 10g
   生苡仁 30g 白蔻 10g 法半夏 10g
   厚朴 10g 滑石 20g 竹叶 6g
   通草 6g 知母 6g 黄柏 10g
   炒谷麦芽^各20g 芡实 30g 生龙牡^{先煎各}30g

14 剂,水煎服,日 1 剂。

三诊:两周遗精 1 次,疲乏,早醒,有梦,痤疮减少,小便黄,苔薄黄,脉弦滑。效不更方,前方继服 14 剂,随访每月偶有遗精 1 次。

按语:传统医学所载"壮年气盛,精满而自溢"。通常正常未婚男子每月遗精 2 次左右,属正常生理现象,若频繁发生,则为病理性遗精。中医认为遗精之病,以肾虚精关不固,或热扰精室为主要病因。单纯虚证者少,尤其是病变初期,多为虚实夹杂,甚则以实证为主。

基本病机可概括为两点:一是火热或湿热之邪循经下扰精室,开合失度,以致精液因邪扰而外泄,病变与心、肝、脾关系最为密切;二是因脾肾本身亏虚,失于封藏固摄之职,以致精关失守,精液滑脱不固,病变主要涉及脾、肾。本患者遗精3年,虽有乏力,腰酸腿软,但活动后好转,无夜尿频多等肾虚表现。结合其胸胁苦满,口苦,便黏,考虑为肝郁化火,脾失健运,湿热内生,下扰精室所致。湿热下注,膀胱气化不利,故小便黄,阴囊潮湿;舌苔白黄腻,脉象沉弦数均为内有湿热之象。故治疗上以柴胡剂疏利三焦气机,结合三仁汤以清利湿热,知母、黄柏以清泻相火。二诊时遗精减少,故守方加芡实、生龙骨、生牡蛎以加强补肾固涩之力,并有重镇安神的作用。三诊时效不更方,继服巩固疗效。此后随访每月偶有遗精1次,已属正常。

（王晓希）

19. 阳痿

段某,男,56岁,2018年11月7日初诊。

主诉:性功能减退10余年。

现病史:性功能减退10余年,阳痿,房事不能,阴部潮湿。平素嗜酒,耳鸣头晕,乏力短气,口苦口干,舌僵时有麻热感,食后脘胀,肠鸣矢气多,小便无力,夜尿3~4次,大便完谷不化,右腿湿疹瘙痒。超声提示:右肾先天缺如。苔黄根厚,舌下脉络纡曲重,脉弦滑数。

辨证:湿热蕴结,肝郁脾虚。

治法:清热利湿,疏肝健脾。

处方:
柴胡 25g	黄芩 10g	党参 10g	法半夏 9g
生姜 15g	杏仁 10g	生苡仁 10g	白蔻 10g
金钱草 60g	土茯苓 30g	白术 10g	泽泻 30g
泽兰 30g	山茱萸 20g	炙甘草 10g	

14 剂,水煎服,日 1 剂。

嘱忌食生冷、油腻、肥甘之品。

服上方调理 3 个月,房事逐渐恢复,夜尿 1~2 次,余症好转。

按语:《明医杂著·男子阴痿》按语中谓:"阴茎属肝之经络。盖肝者木也,如木得湛露则森立,遇酷热则萎悴。"患者先天一肾缺如,肾精素亏,水不涵木,肝失所养,加之常年伏案工作,思虑伤脾,日久肝郁脾虚。常年嗜酒,化生湿热,湿热下注,热则宗筋弛纵,阳事不兴,导致阳痿。肝肾不足,症见耳鸣头晕,乏力短气,小便无力,夜尿频;湿热内蕴则见阴部潮湿,口苦口干,舌麻僵热,右腿湿疹瘙痒,苔黄根厚,脉弦滑数;脾虚失运则食后脘胀,肠鸣矢气,大便完谷不化;湿热阻遏气机,血行不畅,则舌下脉络纡曲。方用小柴胡汤以疏肝健脾,三仁汤加减清热除湿。其中柴胡透解邪热,疏达经气;黄芩清泻邪热;法半夏、生姜和胃降逆;党参、炙甘草扶正健脾;杏仁、白蔻、生苡仁宣畅三焦湿邪;金钱草、土茯苓清热利湿;白术、泽泻健脾利湿;泽兰活血利水;山茱萸补益肝肾。

（张静）

20. 汗证

【**验案 1**】

谢某,男,54 岁,2012 年 8 月 13 日初诊。

主诉:烘热汗出两年。

现病史:患者近两年烘热汗出,眠可无梦,时烦躁,纳可,口渴思凉,脘腹胀满,呃逆,咯痰色白,大便干,2~3 日一行,服酚酞片或三黄片后仍不畅,小便色黄。查体可见肝掌,舌苔黄厚边腻,脉弦滑数。

辨证:肝郁脾虚,湿热阻滞。

治法:疏肝健脾,清热化湿。

处方:柴胡 15g　　黄芩 10g　　法半夏 12g　　杏仁 10g
　　　生苡仁 30g　　莱菔子 15g　　焦槟榔 15g　　枳实 15g
　　　厚朴 15g　　草决明 50g　　生大黄^{后下}10g　生石膏^{先煎}40g
　　　虎杖 30g　　丹参 20g　　赤芍 15g

7 剂,水煎服,日 1 剂。

二诊:药后烘热汗出减少,腹胀显减,大便日一行,小便淡黄。舌苔黄厚腻,脉弦滑。

处方:滑石^{先煎}30g　柴胡 20g　　法半夏 15g　　杏仁 10g
　　　生苡仁 30g　　莱菔子 15g　　焦槟榔 15g　　枳实 15g
　　　厚朴 15g　　草决明 60g　　生大黄^{后下}15g　生石膏^{先煎}40g
　　　虎杖 30g　　丹参 20g　　赤芍 15g

7 剂,水煎服,日 1 剂。

按语:患者以烘热汗出为主症,病属中医学汗证。患者平素嗜酒,喜肥甘厚味,蕴湿生热,郁蒸于内,逼津液外泄,故见烘热汗出;湿热内蕴,土壅木郁,脾失健运,肝失疏泄,胃失和降,故见脘腹胀满,时有呃逆;热扰心神,故见时时心烦;热伤津液,故见口渴、思凉、溲黄;肠道失润,升降失常,传导失司,故见大便秘结难下。结合舌脉表现,辨证属肝郁脾虚,湿热阻滞,热重于湿,治疗以疏肝健脾、清热化湿为法。柴胡疏畅肝胆气机;黄芩清少阳之热;法半夏和胃降逆;配厚朴以辛开苦降,散满除痞;杏仁宣通肺气,利水上源;生苡仁渗湿健脾,疏导下焦,分消湿热;莱菔子、焦槟榔理气消积;枳实、生大黄下气泻热通便;草决明可清肝火,润肠通便;虎杖疏利肝胆,清热利湿;大剂生石膏清气分之热,除烦止渴;丹参、赤芍凉血活血,助肝条达,又可避免邪热深入血分。服药 7 剂,患者汗出、腹胀显减,大便日一行,小便淡黄,是内热减轻、气机得以运转之象,故仍以前方减黄芩,加滑石以清热通淋,继服随诊。

(季菲)

【验案 2】

谢某,男,46 岁,2018 年 5 月 30 日初诊。

主诉:自汗、盗汗 1 年,加重 1 个月。

现病史:近 1 年来无诱因汗出明显,白天、夜间均有发生,口微渴,思冷饮,口苦口臭,痰多质黏,食欲好,夜寐安,时有耳鸣,小便黄,尿频急,量多,大便质不干,每日一行,矢气臭。舌苔黄,根厚腻,舌下脉络纡曲较重,脉弦滑稍数。

辨证:湿热熏蒸,迫津外泄。

治法:祛湿清热,泻火滋阴。

处方:柴胡 20g　　草果 10g　　焦槟榔 15g　　生大黄^{后下}10g

生石膏^{先煎}60g 知母 10g　　金钱草 60g　　丹参 30g

草决明 50g　　焦山楂 15g　　生苡仁 30g　　鱼腥草 30g

南沙参 30g

14 剂,水煎服,日 1 剂。

嘱忌食生冷、油腻、肥甘之品。

二诊:药后汗出、口苦、耳鸣、尿频急均改善,现咳嗽咯黄痰,口中黏,轻微腹胀,大便每日 2 次,小便黄。舌苔薄黄根稍厚腻,舌下脉络纡曲,脉弦滑。

处方:柴胡 20g　　草果 10g　　焦槟榔 15g　　生大黄^{后下}10g

金钱草 60g　　丹参 30g　　草决明 60g　　焦山楂 30g

生苡仁 30g　　鱼腥草 30g　　莱菔子 15g　　葶苈子 20g

龙胆草 5g

14 剂,水煎服,日 1 剂。

三诊:左半身仍有汗出,口苦口臭,思冷饮,晨起手胀,已无咳嗽,痰黄量少。腹胀减轻,大便每日 2 次。苔薄黄根稍厚,舌下脉络纡曲较重,脉弦滑。

处方:柴胡 20g　　焦槟榔 15g　　生大黄^{后下}10g 金钱草 60g

生石膏^{先煎}30g 草决明 60g　　丹参 30g　　焦山楂 15g

鱼腥草 30g　　莱菔子 15g　　焦神曲 30g　　炒内金 20g

枳实 15g

14 剂,水煎服,日 1 剂。

四诊:左半身汗出,口苦口臭,思冷饮,无咳嗽咯痰,腹胀减轻,大便每日 2 次。苔薄黄根稍厚,舌下脉络纡曲较重,脉弦滑。

处方:柴胡 10g　　焦槟榔 20g　　生大黄^{后下} 10g　金钱草 80g

厚朴 10g　　丹参 30g　　焦山楂 50g　　荷叶 30g

草果 6g　　瓜蒌仁 15g　　焦神曲 30g　　炒鸡内金 20g

枳实 20g　　葶苈子 20g

14 剂,水煎服,日 1 剂。

继续以上方加减调理两个月,患者汗出已正常。

按语:患者平素饮食不节,过食膏粱厚味,内生湿热,湿热熏蒸,迫津外泄则发为多汗;湿热阻于中焦,升降失常,浊气上冲,腑气不畅,则见口苦口臭,矢气臭秽;湿热伤津,故见口渴思凉,痰多质黏;湿热蕴结肝胆,循经上犯,故见耳鸣;湿热下注膀胱,气化失常,故见小便频急、色黄;苔黄腻,脉弦滑数为湿热内蕴之征;湿热阻滞气机,血行不畅,则见舌下脉络纡曲。首诊处方以柴胡疏肝解郁,和解少阳;生石膏、知母清热泻火;草果醒脾化湿;金钱草清肝胆湿热;生苡仁健脾利湿;生大黄、草决明通腑泻热;焦槟榔、焦山楂消食导滞;丹参凉血清热;鱼腥草清热解毒;南沙参滋阴化痰。二诊汗出、口苦、耳鸣、尿频等症状均已改善,故守前法:因气分热减故去生石膏、知母;舌苔仍黄厚腻,增加草决明、焦山楂用量以清热利湿消积;咯痰量减,伴有腹胀,故去南沙参,改用葶苈子、莱菔子以泻肺降气、行气祛痰;加用龙胆草以清肝胆经湿热。三诊时诸湿热症状继续减轻,咯黄痰明显减少,仍有腹胀,苔根厚腻,属湿热渐去,仍有胃热食积,故去草果、生苡仁、葶苈子、龙胆草等祛湿清肺之品,加生石膏、枳实、焦神曲、炒鸡内金以清胃消积;四诊时腹胀减轻,已无咳嗽咯痰,仍口苦口臭,故去生石膏、草决明、鱼腥草、莱菔子;增加焦槟榔、金钱草、焦山楂、枳实用量以行气消积,清热利湿;加厚朴、葶苈子以降气祛痰利水;草果、荷叶芳香化浊祛湿;瓜蒌仁清热化痰,润肠通便。守方加减两个月,终使湿化热清而病愈。

（张静）

【验案3】

李某,男,60岁,2012年10月26日初诊。

主诉:盗汗1年余。

现病史:近1年余盗汗,夜间身热,五心烦热,焦虑,多梦,易饥,时有呃逆,下肢瘙痒,大便日1次,不成形,矢气多,臭秽,小便黄,夜尿1次。舌苔白黄,根厚,舌下脉络瘀暗,脉弦滑。既往有高血压史。

辨证:湿热内蕴。

治法:清利湿热。

处方:杏仁10g　　生苡仁30g　　白蔻10g　　法半夏10g
　　　厚朴10g　　滑石20g　　　通草6g　　　竹叶6g
　　　金钱草50g　赤芍10g　　　夏枯草20g　莱菔子15g

7剂,水煎服,日1剂。

二诊:盗汗减少,仍手足心热,烦急,纳可,呃逆减,大便日1次,不成形,矢气多。苔薄黄根厚,脉弦滑。

处方:杏仁10g　　　　生苡仁30g　　白蔻10g
　　　法半夏10g　　　厚朴10g　　　滑石20g
　　　金钱草50g　　　夏枯草20g　　莱菔子15g
　　　柴胡10g　　　　枳实10g　　　生龙牡[先煎各]30g
　　　土茯苓30g　　　焦槟榔15g

7剂,水煎服,日1剂。

按语:患者以盗汗为主症,属中医学汗证范畴. 盗汗表现为寐中汗出,醒后即止,常伴有阴虚内热的症状。本患者虽为夜间出汗,醒后汗止,但伴有多梦、易饥等症,大便不成形,小便色黄,结合舌苔白黄根厚,脉弦滑,形体肥胖,考虑由素体湿热偏盛,邪热郁蒸,津液外泄而致汗出增多;湿热蕴结,内扰心神,故见五心烦热,时感焦虑;湿热下注,气血不畅,故见下肢瘙痒;湿热内阻,气机不畅,升降失常,故时有呃逆,矢气频频;湿阻气滞,血行不畅,故舌下脉络瘀暗。治疗以三仁汤为主清利湿热,加金钱草以加强清利湿热之力;赤芍清热凉血;夏枯草清肝泻火;莱菔子行气通腑。二诊盗汗减少,仍有烦急,湿热未尽,故加入柴胡、枳实以疏肝理气;土茯苓清热除湿;生龙骨、生牡蛎以重镇安神,收敛止汗而奏效。

（贺晓芳）

21. 内伤发热

张某,男,59岁,2012年9月2日初诊。

主诉:五心烦热3年。

现病史:近3年自觉五心烦热,目眩,目眵多,汗多,口干思凉,食后腹胀,咯黄黏痰量多,眠可,指缝汗黏,阴囊潮湿,大便质干,3~5日一行,服泻药可每日1次,小便黄。面垢,唇色紫暗。苔薄黄根厚腻,脉弦滑大。

辨证:肝郁脾虚,湿热内蕴。

治法:疏肝健脾,清利湿热。

处方:
柴胡20g	黄芩10g	清半夏10g	生石膏^{先煎}50g
知母12g	莱菔子15g	焦槟榔15g	酒大黄15g
金钱草50g	龙胆草6g	草决明50g	杏仁10g

7剂,水煎服,日1剂。

二诊:药后五心烦热减轻,大便畅,目眵减少,咽干,汗出减轻,不思凉,食后腹胀好转,小便黄。苔黄根厚,脉弦滑。

处方:
柴胡20g	清半夏10g	生石膏^{先煎}40g	莱菔子15g
焦槟榔15g	金钱草50g	龙胆草6g	草决明60g

杏仁 10g　　　生苡仁 30g　　　滑石 20g　　　竹叶 6g

通草 6g　　　　草果 10g　　　　生大黄^{后下}10g

7剂,水煎服,日1剂。

三诊:手心热减,思凉减,小便黄,大便日1次。苔薄黄,根稍厚,脉弦滑。

处方:柴胡 20g　　　清半夏 10g　　　生石膏^{先煎}40g　莱菔子 15g

焦槟榔 15g　　　金钱草 50g　　　龙胆草 6g　　　草决明 60g

杏仁 10g　　　生苡仁 30g　　　滑石^{先煎}30g　竹叶 6g

通草 6g　　　　草果 10g　　　　生大黄^{后下}10g

14剂,水煎服,日1剂。

药后患者诸症好转。

按语:本患者以五心烦热为主症,多表现为手足心热,烦急等。一般烦热辨证分为虚实两端:虚证以阴虚内热为主,症可见五心烦热,口干喜饮,潮热盗汗,颧红,舌红少津苔薄,脉细数;实证多为肝郁、湿热内蕴所致。本患者性情急躁易怒,肝气郁结,木克脾土,脾运失健,内生湿热,湿热熏蒸,扰动心神,故见五心烦热;湿热阻滞,气机不畅,则表现为食后腹胀;湿热上犯,故见痰多黏稠,面垢,目眵增多;热盛伤津则口干思凉,汗黏溲黄;湿热内结阳明,腑气不通则便干;湿热下注则阴囊潮湿;苔黄根腻,脉弦滑大为湿热内盛之象;湿热阻滞,气血不畅,故见唇色紫暗。结合舌脉,辨证为肝郁脾虚,湿热内蕴,热胜于湿。处方以柴胡、黄芩疏肝理气,清热燥湿,调畅气机;生石膏、知母清解内热;莱菔子、焦槟榔、酒大黄清阳明热结;金钱草、龙胆草、草决明清利肝胆湿热;清半夏、杏仁燥湿理气。二诊诸症减轻,内热已去其大半,故去黄芩、知母、酒大黄,减生石膏为 40g,加生苡仁、滑石、竹叶、通草、草果、生大黄继服,取三仁汤之意清利湿热。三诊症状进一步减轻,遂增加滑石用量以清热利湿,继续治疗而痊愈。

（王晓希）

22. 燥痹

王某,女,64岁,2018年5月16日初诊。

主诉:口干口渴两年。

现病史:患者近两年来口干口渴,于外院诊断"干燥综合征",现咽干多饮,平素无汗,偶有晨起口苦,耳鸣,脑鸣,嗜睡多梦,小便黄,大便质黏腻,2日一行,矢气臭秽。既往高血压、白癜风、胆结石(摘除后)、肾结石、乳腺癌术后,甲状腺结节病史。舌质暗红,舌体大,舌苔薄黄,舌下脉络纡曲,脉沉弦,左脉略细。

辨证:湿热蕴结,阴伤津亏。

治法:祛湿清热,养阴润燥。

处方:

柴胡 15g	杏仁 10g	生苡仁 30g	白蔻 10g
法半夏 6g	厚朴 10g	滑石^{先煎} 30g	竹叶 6g
通草 6g	海金沙^{包煎} 30g	金钱草 60g	丹参 30g
泽兰 30g	生地黄 30g	桔梗 6g	酒军 10g

14剂,水煎服,日1剂。

二诊:自诉药后口渴明显减轻,做梦减少,大便黏腻感减轻。以上方随症加减,服用30余剂而好转。

按语:《素问·阴阳应象大论篇》曰:"燥胜则干。"干燥综合征多属本虚标实之证,本虚为阴津亏虚,标实则与痰、湿、热、瘀关系密切。本案患者多种疾病交织错杂:正虚而邪实,湿热蕴结日久,弥漫于上、中、下三焦,与气血相搏,导致湿热、痰瘀交阻,有形之邪聚集而为甲状腺结节、胆结石、肾结石等;湿热煎灼阴津,脏腑器官失于濡养,表现为口干、口渴,同时伴有口苦、咽干、耳鸣、矢气臭等湿热蕴结肝脾之象。舌体大,属脾气不足;苔薄黄,属内有蕴热;舌质暗红、舌下脉络纡曲、脉沉弦、左脉略细,提示阴虚津亏、气血不畅。治疗以柴胡三仁汤加减,辅以通利气血、养阴生津之品。以柴胡疏肝理气;杏仁、生苡仁、白蔻、法半夏祛湿化痰;厚朴、酒军通降胃气,助邪外出;滑石、竹叶、通草清热利尿;海金沙、金钱草清利肝胆,以祛湿热;丹参、泽兰活血通络;生地黄养阴生津;妙在桔梗开宣肺气,以升助降,使气机通而湿热除。

（贾竑晓）

23. 腰痛

【验案1】

吴某,男,62 岁,2013 年 1 月 29 日初诊。

主诉:腰痛 3 个月。

现病史:患者 3 个月前无明显诱因突发腰痛,左侧为主,午后痛甚,伴小腹痛,早期为酸痛、热痛,现为牵扯痛,腰以下、腿以上疼痛,弯腰、翻身时疼痛难忍,活动受限,坐卧不安,须家人搀扶,坐时腰痛明显,卧时小腹痛。大腿外侧酸胀麻,先后服汤药 40 剂无显效,依赖去痛片止痛,每日约服 6 片,胃脘不适,纳少,每日仅进食 100g,口渴喜饮,痰黄易咯,眠可,时头晕耳鸣,前两日潮热有汗,大便 2~3 日一行,先干后软,尿频色黄,夜尿 1~1.5 小时一次。查体面垢少泽,苔黄厚,脉弦滑。

辨证:肝郁脾虚,湿热蕴结。

治法:疏肝理气,清热利湿。

处方:柴胡 20g　　枳实 15g　　赤芍 15g　　杏仁 10g
　　　生苡仁 30g　清半夏 10g　鱼腥草 30g　浙贝 10g
　　　桔梗 6g　　　茅根 30g　　滑石 20g　　生大黄 6g
　　　莱菔子 15g

3 剂,水煎服,日 1 剂。

二诊:腰痛,仍有白痰,大便 3 日未行,小便黄减。苔黄厚腻,脉弦滑。

处方:柴胡 25g　　枳实 15g　　赤芍 15g　　杏仁 10g
　　　生苡仁 30g　法半夏 10g　生大黄^{后下} 10g　莱菔子 15g

厚朴 12g　　川楝子 10g　　金钱草 50g　　虎杖 30g

淡豆豉 10g　　焦山楂 30g

4 剂,水煎服,日 1 剂。

三诊:药后腰痛显减,腰、胸及臀部时有刺痛,仍有小腹不适,口渴,咯痰色黄,大便溏,日 1 次,小便色黄。苔薄黄,脉弦滑。

处方:川芎 10g　　当归 10g　　赤芍 15g　　生地黄 30g

桃仁 15g　　红花 10g　　柴胡 3g　　枳壳 5g

生甘草 3g　　牛膝 10g　　桔梗 3g　　生大黄^{后下} 10g

没药 6g　　金钱草 50g　　莱菔子 15g　　鱼腥草 30g

3 剂,水煎服,日 1 剂。

经治患者诸症均减,继予血府逐瘀汤加减治疗。

按语:患者为老年男性,年逾六旬,脾肾渐亏,复因饮食不节,健运失常,内生湿热,痹阻经络,气血不畅,不通则痛,故见腰腿、小腹酸痛;湿热内蕴,运化不利,胃气失和,故见面垢少泽,纳呆食少;热盛伤阴,蒸迫津液,故见口渴喜饮,痰溲色黄,大便头干,潮热汗出;肾精亏损,清窍失养,开合失司,故见头晕耳鸣,夜尿频多;苔黄厚,脉弦滑,亦为内蕴湿热之象。辨证属肝郁脾虚,湿热内蕴。治疗当以疏肝理气、清热利湿为法,方选四逆散合三仁汤加减。以柴胡升发阳气、疏肝解郁,使邪热外泄,经气调畅;改白芍为赤芍,清热凉血,行瘀止痛;枳实理气解郁,泻热破结,配柴胡一升一降,加赤芍又可调和气血;合杏仁、生苡仁宣上利下;法半夏燥湿化痰,消痞散结;滑石、茅根清热利湿凉血;鱼腥草、浙贝、桔梗清肺化痰,宣肺止咳;生大黄、莱菔子消除积滞,通便泻热。二诊仍腰痛便秘,故增加柴胡、生大黄用量,加厚朴以行气消积;川楝子疏肝泻热,行气止痛;金钱草、虎杖清利肝胆湿热;淡豆豉宣散解肌;焦山楂健胃活血。患者腰痛显减,周身时有刺痛,故改予血府逐瘀汤以活血化瘀,继续治疗。

（季菲）

【验案2】

孟某,男,48岁,2019年2月27日初诊。

主诉:腰痛1年余。

现病史:患者1年前无明显诱因出现腰痛,伴腰膝酸痛,活动后减轻。时有口干口苦,腹胀。大便两天一次,头干,黏滞,气臭秽,小便黄。舌苔黄厚腻,脉弦滑。日常喜食油腻肉食等,易心烦急躁。

辨证:湿热内蕴,瘀血阻络。

治法:清利湿热,活血通络。

处方:金钱草60g　焦槟榔15g　生大黄^{后下}10g 草果6g

法半夏9g　厚朴10g　莱菔子12g　柴胡15g

藿香10g　枳实10g　丹参30g　炒栀子6g

焦神曲30g

28剂,水煎服,日1剂。

二诊:药后腰痛缓解,其余症状均减轻,膝关节腘窝处略酸痛,微口苦,大便每日1次,仍臭秽。苔薄黄腻,脉弦滑。

处方:金钱草80g　焦槟榔15g　生大黄^{后下}10g 草果6g

法半夏6g　厚朴10g　莱菔子12g　柴胡15g

焦山楂30g　枳实10g　丹参30g　炒栀子6g

焦神曲30g

30剂,水煎服,日1剂。

按语:《丹溪心法·腰痛》曰:“腰痛主湿热、肾虚、瘀血、挫闪、有痰积。”《七松岩集·腰痛》曰:“然痛有虚实之分。所谓虚者,是两肾之精神气血虚也,凡言虚证,皆两肾自病耳。所谓实者,非肾家自实,是两腰经络血脉之中,为风寒湿之所侵,闪朒挫气之所碍,腰内空腔之中,为湿痰瘀血凝滞不通而为痛,当依据脉证辨悉而分治之。”可见,腰痛有虚实之分。虚者多属肾虚,实者可由湿热、瘀血、风寒、外伤等最终导致腰部经络不通而成腰痛。该患者素喜油腻肉食,脾胃运化失常,导致湿浊内生,湿浊郁久而化热,湿热互结,阻滞气血的流通,导致经络闭阻,"不通则痛",而出现腰痛;湿热阻滞中焦,中焦气机失调,则见腹胀,便干黏滞,气臭秽;土壅木郁,肝胆失于疏泄,则见口苦;热扰心神,则见心烦急躁;热盛伤津,则见口干、小便黄;苔薄黄腻,脉弦滑为湿热内蕴之象。辨证为湿热内蕴、瘀血阻络,故治以清利湿热、活血通络之法。方中金钱草、柴胡清利肝胆之湿热;草果、焦槟榔、法半夏、厚朴、藿香芳香祛浊,化痰理气;生大黄、莱菔子、枳实、焦神曲除阳明之积滞热邪;炒栀子清心除烦;丹参活血化瘀通络。患者服用 28 剂药后诸症减轻,大便已通,湿热之象减少,故去藿香,减少生大黄、法半夏用量。但仍口苦,大便气味臭秽,故加大金钱草和草果的用量以加强清利肝胆湿热、芳香化浊之力,加焦山楂以消积导滞。

（张颖）

24. 肾着

李某,女,59 岁,2016 年 5 月 20 日初诊。

主诉:腰腹寒凉 4 年。

现病史:患者近 4 年自觉腰腹及臀部发冷,伴烧心呃逆,心悸,心下痞满,胁下支满,口干不渴,眠差易醒,肠鸣,大便干,日行 1 次,夜尿频,每夜 3 次。曾于外院行胃肠镜检查未提示异常。舌淡红,舌边齿痕,苔薄白,舌下脉络纡曲,脉弦紧。

辨证:寒湿阻滞,脾虚肝郁。

治法:温阳燥湿,健脾疏肝。

处方:
茯苓 12g	炒白术 6g	干姜 12g	炙甘草 6g
柴胡 5g	桂枝 6g	赤芍 10g	生姜 10g
姜厚朴 10g	大黄 6g	桃仁 12g	

7 剂,水煎服,日 1 剂。

二诊:药后腰腹发冷症减,心悸减,仍口干,烧心,涎多,左胁下支满,左背痛,夜尿2次,大便日行1次。舌淡红,苔薄黄,舌下脉络纡曲,脉弦紧。

处方:茯苓 12g　　炒白术 6g　　干姜 12g　　炙甘草 6g

柴胡 15g　　赤芍 10g　　生姜 15g　　大黄 6g

桃仁 12g　　附子 10g

7剂,水煎服,日1剂。

三诊:腰腹冷减,时心悸胸闷,腹胀,烧心,左胁支满,口干思饮,大便日一行,内有完谷。舌淡红,舌边齿痕,苔薄黄,舌下脉络纡曲减轻,脉弦紧。

处方:茯苓 15g　　白术 6g　　干姜 12g　　炙甘草 6g

柴胡 20g　　赤芍 10g　　生姜 20g　　大黄 5g

桃仁 12g　　附子 10g　　枳壳 6g

10剂,水煎服,日1剂。

四诊:腰腹冷、心悸、反酸、烧心症均减。舌苔薄黄,脉沉弦。

处方:茯苓 15g　　白术 6g　　干姜 12g　　炙甘草 6g

柴胡 20g　　生姜 20g　　大黄 5g　　桃仁 12g

附子 10g　　枳壳 6g

21剂,水煎服,日1剂。

按语:《金匮要略·五脏风寒积聚病脉证并治第十一》曰:"肾着之为病,其人身体重,腰中冷,如坐水中,形如水状,反不渴,小便自利,饮食如故,病属下焦。身劳汗出,表里冷湿,久久得之。腰以下冷痛,腹重如带五千钱,甘姜苓术汤主之。"其"着",一般指湿邪为患。肾着之患者,自觉身体重,腰中冷,腰以下冷痛,其中沉重感最明显的部位为腰,形象描述为"如带五千钱"。病因为劳作而汗出,腠理疏松,寒湿趁机侵入,邪气由玄府而入,滞于经络,进而导致寒湿之邪阻滞经络。《素问·至真要大论篇》云:"诸寒收引,皆属于肾""诸湿肿满,皆属于脾"。肾阳为一身阳气之根本,脾阳有赖于肾阳之温煦,而脾主运化水湿,培土又可以制约肾水。此例患者素体脾虚失运,肾阳不足,内生寒湿,阻滞经络,故见腰腹发冷;脾气亏虚,升降失常,津液失布,故见呃逆烧心,口干不渴,肠鸣便干;寒湿阻滞,饮停胁下,气机不畅,肝失疏泄,心神不宁,故见痞满胁胀,心悸眠差;肾阳亏损,开合失司,故见夜尿频数;舌边齿痕,为脾虚之征;舌下脉络纡曲、脉弦紧,为寒湿内阻、经络不畅之象。初诊以肾着汤加味,方中白术既能健脾燥湿,又能利腰府之气;茯苓健脾渗湿,又能化气行水;干姜温中回阳;甘草健脾和中;柴胡升提阳气;桂枝温通经络,通阳化气;赤芍、桃仁活血通络;生姜散寒行水;厚朴燥湿下气;大黄通腑利湿。二诊症减,仍胁胀背痛,故去桂枝、厚朴,增加柴胡、生姜用量以行气化饮,予附子加强散寒助阳之力。三诊仍左胁支满,故继续增加柴胡、生姜、茯苓用量,加枳壳以调畅气机。四诊诸症均减,去赤芍继服,以温阳燥湿、健脾疏肝收功。

(孙继华)

25. 痹病

【验案1】

王某,男,36岁,2019年2月27日初诊。

主诉:足趾红肿疼痛两个月。

现病史:足趾红肿疼痛,口渴思凉,饮水多,自汗出,晨起咯黄痰,消谷善饥,夜寐安,大便日两次,小便黄。形体肥胖,面黄垢。苔薄黄根厚腻,舌下脉络纡曲,脉弦滑。既往有痛风、2型糖尿病病史多年。

辨证:湿热内蕴,经络瘀滞。

治法:清热利湿,通络止痛。

处方:海金沙^{包煎}40g　石韦 30g　　党参 10g　　白术 10g

　　　法半夏 6g　　枸杞子 80g　滑石^{先煎}30g　鸡血藤 30g

　　　威灵仙 10g　玫瑰花 10g　杏仁 10g　　生白芍 50g

　　　焦山楂 30g　熟地黄 30g　桑枝 20g

14 剂,水煎服,日 1 剂。

嘱忌食生冷、油腻、肥甘之品。

二诊:足趾痛愈,咯痰减少,口渴饮水较多,消谷善饥,小便黄,大便日两次。苔薄黄根厚,舌下脉络纡曲,脉弦滑。

处方:海金沙^{包煎}40g 石韦 30g 党参 10g 白术 10g
法半夏 6g 枸杞子 80g 滑石^{先煎}30g 鸡血藤 30g
焦槟榔 15g 桑寄生 30g 杏仁 10g 生白芍 50g
焦山楂 30g 熟地黄 30g 桑枝 20g

14 剂,水煎服,日 1 剂。

嘱忌食生冷、油腻、肥甘之品。

按语:《素问·痹论篇》曰:"饮食居处,为其病本。"说明痹病产生与饮食不节、湿热之邪阻于经络相关。该患者为壮年男性,阳盛体质,平素饮食不节,肥甘厚味滋养太过,化生湿热,流注关节,发为足趾红肿疼痛;形体肥胖、面黄垢、咯黄痰,消谷善饥,小便黄,舌苔黄厚腻,舌下脉络纡曲,脉弦滑均为湿热内蕴之征;口渴思凉多饮,自汗则为湿热久羁、伤津耗气之象。治疗用海金沙、石韦、滑石清热利湿,通利小便,使湿热之邪有出路;杏仁宣利肺气,开水之上源;党参、白术健脾除湿;法半夏燥湿祛痰;焦山楂健胃助运;鸡血藤、桑枝、威灵仙活血通络。患者虽系中年,但已久病消渴,除饮食不节损伤正气外,当考虑先天禀赋不足,故用熟地黄、枸杞子以滋阴填精,补益肝肾,玫瑰花、生白芍疏肝养肝,理气止痛。二诊足趾痛愈,诸症均减,舌苔根厚,提示仍有饮食积滞,故去威灵仙、玫瑰花,加焦槟榔以消积行气,桑寄生补肾通络。

(张静)

【验案 2】

万某,女,33 岁,2017 年 8 月 4 日初诊。

主诉:产后腿痛 4 年。

现病史:患者4年前产后1个月时受风出现腿痛、腿沉,现兼见口干口苦,恶寒,纳佳,多饮思凉,多梦,气恼烦闷时手抖,大便稀,日行1次,末次月经时间为7月15日,带经7日,月经血色暗黑,有血块。苔薄黄,舌下脉络纡曲较重,脉沉弦稍数。

辨证:湿热血瘀,经络失畅。

治法:清热利湿,活血通络。

处方:炒苍术 15g　炒白术 10g　泽泻 30g　防己 10g
　　　生黄芪 30g　丹参 30g　赤芍 15g　柴胡 20g
　　　泽兰 30g　茜草 10g　玫瑰花 10g　牛膝 10g
　　　威灵仙 10g　香薷 6g

7剂,水煎服,日1剂。

嘱患者适量活动,避风寒,清淡饮食。

二诊:药后腿痛未作,口苦减轻,口渴不思凉,大便日一行,质稀软。舌苔薄黄,脉弦细。

处方:炒苍术 15g　炒白术 10g　泽泻 30g　防己 10g
　　　生黄芪 30g　丹参 30g　赤芍 15g　柴胡 20g
　　　泽兰 30g　茜草 10g　玫瑰花 10g　牛膝 10g
　　　威灵仙 10g　金钱草 50g

7剂,水煎服,日1剂。

按语:痹病指经络痹阻,气血运行不畅所导致的病证,以肌肉、筋骨、关节发生疼痛、麻木、重着、屈伸不利,甚至关节肿大灼热为主要临床表现。患者产后血虚,脾气亏损,运化失健,内生湿浊,痹阻经络,气血不通,故见腿痛腿沉;经络不畅,筋脉失濡,血虚生风,故见手抖;湿热伤津,故见口干,口苦,多饮思凉;湿热阻滞,阳气内郁,故见恶寒;邪热内扰,心神不安,故见多梦;湿热下注,故见大便溏;苔薄黄,舌下脉络纡曲,脉沉弦数,月经色暗有血块,为湿热蕴结、瘀血内阻之象。王老处方以炒苍术、炒白术、泽泻、防己、生黄芪益气健脾祛湿为主;丹参、赤芍、柴胡、泽兰、茜草、玫瑰花活血理气;牛膝、威灵仙强筋骨通经络;香薷化浊和中。二诊时去香薷,加金钱草 50g 以加强清利肝胆湿热之功效。

(胡昕)

【验案 3】

孟某,男,50 岁,2018 年 11 月 1 日初诊。

主诉:肢体麻木 1 个月。

现病史:患者近 1 个月以来双手麻木,左侧颈背部疼痛,有时咯白痰,睡眠多梦,大便有时稀溏,小便色黄量多。舌苔薄黄边腻,舌下脉络瘀暗,脉弦滑。身高 169cm,体重 71kg。测血压 160/110mmHg。腹部 B 超:肝、肾囊肿。既往病史高血压、脂肪肝 10 余年,尿酸升高 9 年,血糖升高 1 年,未予规范治疗。

辨证:湿热蕴结,痹阻经脉。

治法:清热利湿,通经活血。

处方:柴胡 20g   葛根 10g   片姜黄 6g   桑枝 30g
      杏仁 10g   生苡仁 30g   茯苓 10g   泽泻 10g
      山药 20g   白扁豆 10g   天仙藤 10g   鸡血藤 20g
      海风藤 10g   丹参 30g   地龙 20g   金钱草 60g
      刘寄奴 10g   枸杞子 40g

14 剂,水煎服,日 1 剂。

二诊:双手麻木减轻,大便 1 日 1~2 次,颈部恶寒。舌苔薄黄,舌下脉络瘀暗,脉弦滑。

处方:柴胡 20g   葛根 10g   桑枝 30g   生苡仁 30g
      山药 20g   天仙藤 10g   鸡血藤 20g   海风藤 10g
      丹参 30g   地龙 20g   金钱草 60g   刘寄奴 10g
      枸杞子 40g

28 剂,水煎服,日 1 剂。

三诊:双手麻木显减,右肩胛偶痛,项强,大便日 1~2 次,小便黄,舌苔薄黄,舌下脉络瘀暗,脉弦稍数。

处方:柴胡 20g　　葛根 15g　　桑枝 30g　　生苡仁 30g

　　　山药 20g　　天仙藤 10g　鸡血藤 20g　海风藤 10g

　　　丹参 30g　　地龙 15g　　金钱草 80g　刘寄奴 10g

　　　枸杞子 80g　川军 6g　　　青风藤 15g

28 剂,水煎服,日 1 剂。

四诊:患者于当地医院继续加减服用前方 91 剂,手麻项强均愈,偶有恶心,已无其他不适。舌苔薄黄,舌下脉络瘀暗,脉弦滑。监测血压平稳,复查尿酸、血糖指标已正常。

处方:柴胡 10g　　桑枝 30g　　金钱草 80g　天仙藤 12g

　　　鸡血藤 20g　海风藤 10g　丹参 30g　　枸杞子 80g

　　　川军 10g　　青风藤 15g　土茯苓 30g　桑寄生 30g

　　　威灵仙 10g　竹茹 6g

28 剂,水煎服,日 1 剂。

按语:本例患者平素饮食不节,损伤脾胃,致健运失常,湿热内蕴,痹阻经脉,气血不通,肢体失养,故见双手麻木,颈背疼痛;湿热蕴结,升降失常,津液耗伤,故见咯吐白痰,大便稀溏,小便色黄;苔薄黄边腻,舌下脉络瘀暗,脉弦滑,为湿热伤津、痹阻气血之象。肝、肾囊肿亦为运化不利、水湿积聚所致。故治宜清热利湿,通经活血。初诊处方中柴胡、葛根散热解肌,升阳通络;片姜黄、天仙藤、鸡血藤破血行气,通经止痛;桑枝、海风藤祛风湿,通经络;杏仁宣肺开水之上源;生苡仁、茯苓、泽泻渗湿健脾清热;山药、白扁豆健脾化湿和中;丹参、地龙、刘寄奴活血祛瘀通络;金钱草清热利湿;枸杞子滋养肝肾。二诊诸症减轻,苔已不腻,故去片姜黄、杏仁、茯苓、泽泻、白扁豆后继服。三诊出现肩痛项强,小便黄,脉稍数,提示湿邪未尽,热势增强,故加大葛根、金钱草、枸杞子用量,并予川军通腑泻热,青风藤祛湿通络。四诊手麻项强等症已愈,偶感恶心,故去葛根、生苡仁、山药、地龙、刘寄奴,加竹茹以化痰止呕;桑寄生补肝肾,强筋骨;土茯苓、威灵仙祛风除湿,通利关节善后。综观治疗过程,祛湿清热、活血通经、健脾和中、补益肝肾,诸法综合运用贯穿其中,标本兼顾。

(刘春生)

【验案 4】

郭某,男,26 岁,2015 年 10 月 24 日初诊。

主诉:右足跖趾关节肿痛 1 个月余。

现病史:患者 1 个月前和朋友聚餐后骤然出现右足跖趾关节处肿痛,曾在外院查尿酸 532μmol/L,诊断为"痛风",经给予抗炎药治疗,疼痛稍有缓解。现症见右足跖趾关节处肿痛,纳、眠可,小便调,大便秘结,体重超重约 10kg。苔薄黄稍腻,舌下脉络纡曲,脉弦滑。

辨证:肝郁脾虚,湿热下注。

治法:宣畅气机,清利湿热。

处方:杏仁 10g　　生苡仁 30g　　白蔻 10g　　生石膏^{先煎}50g

（处方续）法半夏 10g　　生山楂 15g　　丹参 30g　　厚朴 10g

草决明 50g　　鸡血藤 20g　　威灵仙 10g　　瓜蒌 30g

郁金 10g　　熟大黄 10g

14 剂,水煎服,日 1 剂。

二诊:右足跖趾关节处肿痛好转,眠安,口中思凉,大便日两次,不成形,小便调。苔薄黄,脉弦滑。

处方:杏仁 10g　　生苡仁 30g　　生石膏^{先煎}50g　　法半夏 10g

生山楂 15g　　丹参 30g　　厚朴 10g　　鸡血藤 30g

威灵仙 10g　　瓜蒌 30g　　郁金 10g　　熟大黄 10g

赤芍 10g　　草薢 10g

14 剂,水煎服,日 1 剂。

按语:《丹溪心法·痛风》中说,"痛风而痛有常处,其痛处赤肿灼热,或浑身壮热""遍身骨节疼痛,昼静夜剧,如虎啮之状"。患者平素饮食不节,伤及脾胃,健运无权,湿浊内生,日久郁而化热,湿热蕴结,流注关节,经络瘀滞,则见骨节肿痛,舌下脉络纡曲;湿热内蕴则舌苔黄腻,脉弦滑,大便秘结。治宜宣畅气机,清利湿热,方选三仁汤加减。方中杏仁宣利上焦肺气,气行则湿化;白蔻芳香化湿,行气宽中,畅中焦之脾气;生苡仁甘淡性寒,渗湿利水而健脾,使湿热从下焦而去;半夏、厚朴行气化湿;生石膏清热;山楂健胃消食;丹参、鸡血藤化瘀通络;威灵仙通络止痛;草决明、瓜蒌、熟大黄泻下通便;郁金活血行气止痛。二诊关节肿痛好转,大便已畅,苔已薄黄,仍思凉,故去白蔻、草决明,加大鸡血藤用量以活血通络,并予赤芍以凉血活血,草薢祛浊除痹。

（贺晓芳）

26. 郁病

【验案1】

郭某,男,20岁,2018年4月21日初诊。

主诉:心情忧郁9个月余。

现病史:9个月前出现胆怯,寐少,食欲不振,语言迟缓,疲劳,烦躁,心慌,胸闷,目涩,耳鸣,大便2~3日一行,先干后稀,量少。2018年4月1日在外院就医,诊断为抑郁症,心电图示:期前收缩。给予舍曲林口服,每次50mg,日1次。舌苔薄黄根厚腻,舌下脉络瘀暗,脉弦数时有间歇。

辨证:肝胆湿热,气滞血瘀。

治法:清热祛湿,疏肝解郁。

处方:柴胡 20g　　杏仁 10g　　生苡仁 30g　　白蔻 10g

　　　法半夏 6g　　厚朴 10g　　滑石 20g　　竹叶 6g

　　　通草 6g　　焦槟榔 15g　　草果 5g　　炒栀子 6g

　　　龙胆草 5g　　淡豆豉 6g　　生大黄 5g

14 剂,水煎服,日 1 剂。

复诊诸症及舌苔脉象均好转,嘱逐渐减舍曲林用量。在此方基础上加减化裁,服中药两个月时停用舍曲林,计服药 4 个月余,诸症缓解。随诊至今诸症未复发。

按语:《灵枢·口问》曰:"悲哀愁忧则心动。"此例患者系因情志致病,由于情志不舒,肝失条达,疏泄失司,胆气郁结,母病及子,气滞血瘀,心脉不畅,心神受累,故见胆怯、眠差、烦躁、心悸、胸闷、言语迟缓诸症;肝气郁结,木克脾土,运化失职,湿热内生,肢体失养,故出现疲劳纳呆,大便难解;湿热循经上犯,耗伤津液,蒙蔽清窍,故见目涩,耳鸣;舌苔薄黄根厚腻为湿热之征,舌下脉络瘀暗,脉弦数时有间歇则为心脉不畅、瘀血痹阻之象。首诊处方以柴胡三仁汤为主方加减。方中柴胡疏肝解郁,杏仁宣利上焦肺气,气行则湿化;白蔻化湿行气,畅中焦气机;生苡仁渗湿利水健脾,使湿热从下焦而去;滑石、竹叶、通草甘寒淡渗,加强利湿清热之功,清心利尿,法半夏、厚朴、焦槟榔行气消积,龙胆草、炒栀子泻火清热利湿,草果祛湿化浊,淡豆豉宣郁除烦,生大黄通腑导滞。《素问·玉机真藏论篇》曰:"肝受气于心,传之于脾。"本例治疗通过疏肝理气而除郁结,清利湿热而复脾运,使心脉气血运行畅达,情志症状也得到改善。

(赵文麟)

【验案 2】

朱某,男,49 岁,2017 年 11 月 18 日初诊。

主诉:烦躁伴躯体不适 10 年。

现病史:患者抑郁焦虑病史 10 年,既往服用足疗程、足剂量的舍曲林、帕罗西汀效果不佳。目前服用度洛西汀、草酸艾司西酞普兰片、枸橼酸坦度螺酮、劳拉西泮治疗,症状改善,但仍不理想。现症见:时有心烦,坐立不安,心慌,紧张,入睡困难,口干口苦,阴囊潮湿,小便黄,大便黏腻不畅,日行 1 次。舌质红,苔黄略腻,脉滑数。

辨证:湿热扰神,枢机不利。

治法:清热除湿,调理气机。

处方:柴胡 15g　　法半夏 9g　　杏仁 10g　　生苡仁 30g

　　　白蔻仁 10g　　神曲 10g　　黄芩 10g　　厚朴 10g

　　　川牛膝 20g　　麦冬 30g　　夏枯草 30g　炒枣仁 60g

　　　刺五加 15g　　土茯苓 30g　苦参 10g　　酒大黄 10g

14 剂,水煎服,日 1 剂。

二诊:自诉在服用西药未变情况下,服上方后偶尔能安静下来,入睡改善,大便较前通畅,黏腻感减轻,但仍有心烦,心慌,阴囊潮湿。舌质红,苔黄略腻,脉滑数。效果已显,在上方基础上随症加减,继服 20 余剂,症状好转。

按语:本案患者患抑郁、焦虑多年,肝气郁滞日久,木郁克土,脾失健运,津液失于输布,湿邪内生,蕴结化火,湿热交织,上扰神明,则心烦、坐立不安,紧张,心慌,入睡难;少阳枢机不利,胆火上逆犯胃,则口干口苦;湿热困阻中焦,升降失常,则纳差,大便黏腻不畅;湿热循肝经下注,则阴囊潮湿;舌质红,苔黄略腻,脉滑数,正是一派湿热之象。首诊以三仁汤合小柴胡汤加减。柴胡、黄芩疏肝解郁,调畅少阳枢机;杏仁、生苡仁、白蔻仁宣上、畅中、渗下,分消湿热之邪;法半夏、厚朴、酒大黄降逆和胃通腑;川牛膝引热下行;夏枯草清肝散结;刺五加益气活血通络;土茯苓、苦参清热除湿;炒枣仁养心安神。二诊时效果已显,但久病须缓缓图之,守方加减继服而病愈。

(贾竑晓)

【验案 3】

彭某,男,46 岁,2019 年 4 月 13 日初诊。

主诉:心烦急躁伴乏力两个月余。

现病史:患者两个月以来经常无原因心烦急躁,若遇事则更甚。时感疲乏无力,口苦、腹胀、纳呆,有时呃逆、烧心,咯痰不爽,畏寒,手指及膝以下凉,大便稀溏,日行 2~3 次,小便稍黄,夜尿 1 次。舌苔薄黄齿痕,舌下脉络紫暗重,脉弦细稍数。

辨证:肝胆湿热,脾胃不和。

治法:清利肝胆,降逆和胃。

处方:醋柴胡 10g　　龙胆草 6g　　金钱草 80g　　旋覆花 10g

　　　生赭石 5g　　厚朴 10g　　丹参 30g　　泽兰 30g

　　　法半夏 6g　　生苡仁 30g　　土茯苓 30g　　白蔻 10g

14 剂,水煎服,日 1 剂。

二诊:服药后症状减轻,仍烦躁,口苦,腹胀呃逆,睡眠欠佳,大便溏,日 1 次,小便稍频,畏寒,乏力,阳痿。舌苔薄黄,舌下脉络紫暗较重,脉弦细。

处方:生熟地^各30g　山茱萸 15g　山药 15g　　丹皮 6g

　　　金钱草 80g　白术 30g　　淫羊藿 20g　桑寄生 30g

　　　生赭石 5g　　旋覆花 10g　党参 10g　　泽兰 30g

　　　茯苓 15g　　厚朴 12g　　丹参 30g　　白芍 30g

14 剂,水煎服,日 1 剂。

三诊:烦躁明显好转,仍腹胀呃逆,咽痛,口苦,口鼻干燥,手足心热,乏力,大便日行 2 次,矢气频频,舌苔薄黄边稍腻,舌下脉络紫暗,脉弦细。

处方:生熟地^各30g　山茱萸 15g　山药 20g　　丹皮 6g

　　　金钱草 80g　白术 20g　　淫羊藿 20g　桑寄生 30g

　　　生赭石 5g　　旋覆花 10g　泽兰 30g　　枸杞子 20g

　　　牛蒡子 10g

21 剂,水煎服,日 1 剂。

按语:患者湿热内阻,肝胆郁结,疏泄失常,热扰心神,故心烦急躁;脾胃为湿热所困,胃失和降,胆火上攻,故见呃逆,口苦,烧心;脾失健运,肢体失养,故见纳呆,便溏,乏力;湿热伤津,故见小便黄,痰黏难咯;湿热阻滞,阳气闭郁,不达四末,故见畏寒肢凉;苔薄黄,有齿痕,脉弦细稍数,提示证属本虚标实,以脾肾不足为本,湿热蕴结为标。舌下脉络瘀暗则为湿热阻滞、经络不畅之象。故初诊先治其标,以醋柴胡疏肝解郁;龙胆草、金钱草清湿热,利肝胆;旋覆花、生赭石降逆止呃;法半夏、厚朴燥湿化痰,行气消胀;丹参活血祛瘀,清心除烦;泽兰祛瘀利水;生苡仁健脾渗湿;土茯苓清热燥湿;白蔻芳香化湿。二诊烦躁症减,出现小便频,阳痿,脉已不数,为湿热标实减轻,脾肾本虚仍在,故合用六味地黄丸、四君子汤加减。去醋柴胡、龙胆草、法半夏、生苡仁、土茯苓、白蔻,加生地黄、熟地黄、山茱萸、山药补肾填精;淫羊藿、桑寄生壮阳祛湿;党参、白术健脾燥湿;茯苓健脾渗湿;丹皮凉血活血;白芍养血柔肝。三诊烦躁显减,矢气频频,故去白芍;出现咽痛,口鼻干燥,手足心热,属阴虚内热,故去党参、茯苓、川朴等温燥祛湿之品;舌下脉络紫暗减,故去丹参;加大山药用量以益肾健脾;枸杞子滋补肝肾;牛蒡子清热利咽。

(刘春生)

27. 狂证

胡某,女,47岁,2018年8月15日初诊。

主诉:烦热躁动不安20余年。

现病史:精神分裂症病史20余年,服西药控制,现烦热躁动不安,语声低微,口干口渴思凉,自汗出,食欲差,眼睑𬌗动,夜寐尚安,大便干稀不调,小便不利,月经规律,末次月经为2018年7月30日,带下正常。苔薄黄腻,舌下脉络纡曲,脉沉数。

辨证:脾虚湿热,内扰心神。

治法:清热祛湿,健脾安神。

处方:生石膏^{先煎}200g　　知母10g　　　炒栀子10g

　　　生苡仁30g　　　黄精30g　　　玫瑰花10g

　　　胆南星6g　　　藿香10g　　　滑石^{先煎}30g

生甘草 5g　　　　荷叶 30g　　　　佩兰 10g

厚朴 15g　　　　郁金 10g　　　　生白术 30g

14 剂,水煎服,日 1 剂。

嘱忌食生冷、油腻、肥甘之品。

患者就诊后即返外埠,2 周后电话随访,诸症均减。

按语:《素问》注云:"多喜为癫,多怒为狂,喜属心,怒属肝,二经皆火有余之地。"经云"诸热瞀瘛,皆属于火""诸躁狂越,皆属于火",由此可知癫狂发病多属火热为患。此例患者久病耗伤正气,脾虚运化失常,内生湿热,阻滞气机,肝郁化火,内扰心神,病情往复加重,故见烦热躁动;脾气亏虚,运化不利,升降失常,形体失养,故见纳差,大便干稀不调,语声低微,眼睑瞤动;湿热蒸迫,津液亏损,故见自汗,口干思凉,小便不利;舌下脉络纡曲属湿热内阻,经络不畅,苔黄腻,脉数均为湿热蕴结之象;脉沉为久病入里。治疗用大剂量生石膏、知母、炒栀子以清热除烦渴;藿香、佩兰、荷叶芳香化湿醒脾;滑石、生苡仁清热利湿;厚朴理气燥湿;郁金、胆南星清热豁痰,宁心安神;玫瑰花疏肝解郁,调畅气机;生白术健脾除湿通便;黄精补气养阴,健脾扶正;生甘草益气泻火。本例治疗未用重镇安神药物,而是抓住湿热扰神的根本病机辨证施治,故疗效显著。

（张静）

28. 疝气

奎某,男,51 岁,2015 年 3 月 3 日初诊。

主诉:右下腹坠胀疼痛伴右侧阴囊肿大两个月。

现病史:两个月前无明显诱因出现右下腹坠胀疼痛,伴右侧阴囊肿大,时感腰部酸痛,在外院诊断为"右侧腹股沟斜疝"。现时有呃逆,反酸,纳可,夜寐多梦,手背可见湿疹,小便色时黄,大便日 1~2 次,苔薄黄,舌下脉络纡曲重,脉弦滑稍数。既往腰椎间盘突出、幽门螺杆菌抗体(+)、湿疹病史。

辨证:肝经湿热,气血郁滞。

治法:清利湿热,行气活血。

处方:柴胡6g　　黄芩10g　　小茴香10g　　橘核10g
　　　杏仁10g　　厚朴10g　　枸杞子30g　　川楝子6g
　　　乌贼骨15g　焦山楂30g　土茯苓30g　　金钱草50g
　　　藿香10g　　法半夏10g　虎杖30g

14剂,水煎服,日1剂。

嘱患者勿贪食辛辣与冷饮,饮食清淡,细嚼慢咽。

服药两周后电话随访,患者右侧阴囊肿大及右下腹坠胀疼痛显减,呃逆、反酸好转,手背湿疹结痂,于当地继续以原方加减治疗。

按语:《儒门事亲》中有云:"诸疝皆归肝经"。临床上大部分疝气患者为寒凝肝脉所致,治法多以温经散寒为主。但依此患者舌脉症所见,皆为一派湿热内蕴之象。肝经湿热,循经下注,阻滞气机,不通则痛,故见阴囊肿大,下腹坠痛,腰部酸痛;湿热中阻,升降失常,胃气上逆,故见呃逆,反酸;湿热内扰心神,外发肌肤,故见眠差,湿疹;下焦湿热,故见小便色黄;苔薄黄,舌下脉络纡曲重,脉弦滑稍数,属为湿热阻滞气血之象。《景岳全书》称"治疝必先治气",故处方以橘核、小茴香、川楝子理气散结止痛;柴胡、黄芩疏肝解郁清热;杏仁、法半夏、厚朴下气降逆止呃;乌贼骨抑酸;焦山楂消积;土茯苓解毒除湿,治手背湿疹;藿香芳化中焦湿浊;金钱草、虎杖清利肝胆湿热;湿热久郁必伤肝肾之阴,故予枸杞子滋补肝肾。全方内外兼治,攻补兼施,使热清湿去,气顺逆平,诸症好转。

(戴建兴)

29. 肉瘤

邢某,男,36岁,2015年12月4日初诊。

主诉:上身多发皮下结节伴上肢、腰部拘挛不舒 3 年。

现病史:患者 3 年前出现上半身多发皮下结节,右侧为著,外院诊断:多发性脂肪瘤。现可触及多发皮下结节约黄豆大小,质软无压痛,患者自觉腰部及双上肢拘挛不舒,头部隐痛,多汗,纳佳,二便调。舌苔薄白,脉弦滑。

辨证:肝郁脾虚,痰浊蕴结。

治法:祛痰通络,健脾化湿。

处方:瓜蒌 30g　　法半夏 10g　　陈皮 10g　　厚朴 10g

胆南星 6g　　皂角刺 6g　　生山楂 15g　　柴胡 20g

威灵仙 10g　　鸡血藤 30g　　丹参 30g　　络石藤 15g

海风藤 10g

20 剂,水煎服,日 1 剂。

忌烟酒,清淡饮食,调情志。

二诊:药后皮下结节减少,身体拘挛不舒减轻,自觉畏寒,肘窝后背发凉,大便稀、日 2~3 次。舌脉同前。

处方:陈皮 10g　　厚朴 10g　　胆南星 6g　　皂角刺 6g

生山楂 20g　　柴胡 20g　　威灵仙 10g　　鸡血藤 30g

络石藤 15g　　海风藤 10g　　白术 30g　　附子^{先煎}10g

茯苓 15g　　当归 10g

20 剂,水煎服,日 1 剂。

嘱少肉食,忌生冷之品。

按语:痰生怪病,中医学对痰有广义狭义、有形无形之分。狭义有形之痰,是指呼吸道分泌和咳出之痰液,也包括瘰疬、痰核等可以触及的有形病变;广义无形之痰乃停积于经络、脏腑,引起各种顽症、怪病,而手不可触及,眼不能视见者。无论有形之痰还是无形之痰,都是人体津液代谢失常的病理产物,尤其是因肺、脾、肾三脏功能失调,导致水液停积、流溢而为痰、为饮,并变生百病。肺为水之上源,主治节,司通调水道之功能,若肺气不足,或风寒束肺,宣降失常,治节无权,水液可聚而为痰、为饮;肺阴虚或肺郁生热亦可煎灼津液为痰;脾主运化水谷精微和水湿,如脾气不足,运化失职,则"水反为湿,谷反为滞",聚湿生痰,故有"脾为生痰之源,肺为贮痰之器"之说。肾为水火之脏,阴阳之宅,元气之根,若肾阳不足可导致五脏六腑之阳气虚衰,脾、肺二脏功能失调,可滋生痰浊,故张景岳云:"盖痰即水也,其本在肾,其标在脾。在肾者以水不归源、水泛为痰也,在脾者以饮食不化、土不制水也。"此外,肝气郁结、心阳不振均能引起气滞水停,聚而为痰,或瘀血既久,亦能化生痰水。痰与瘀是疑难怪病之根,危急重症之源。痰瘀虽为不同的病理产物,但有其同一属性,故有"痰瘀同源"之说。如朱丹溪指出"痰夹瘀血,遂成窠囊"。唐容川在《血证论》中也谈到:"血积既久,亦能化为痰水。"痰核流注是指因湿痰流聚于皮下,身体各部位发生大小不等、多少不一之结块。本症不红不热、不硬不痛,如同果核般软滑,推之不移,一般不会化脓溃破。痰核大多生于颈项、下颌部,亦可见于四肢、肩背。朱丹溪说:"结核或在项、在颈、在臂、在身皮里膜外,不红、不肿、不硬、不作痛,多是痰注作核不散。"刘河间说:"结核火气热甚则郁结坚硬如果中核也,不须溃发,但热气散则自消。"其阐明了痰核流注的表现和原因是因火气热甚郁结,结核不散形成的如核状物。发生的部位在颈、项、臂、身之皮里膜外,无明显的红、肿、热、痛。治疗原则是消散痰热。本病例患者:平素性情多思焦虑,脾胃失司,运化失衡,痰湿内生;肝郁气滞,痰气互结,经脉失养,见肢体拘挛不舒;痰气流注肌肤,见皮下可及结节;水湿气化失调可见多汗;舌苔薄白,脉弦滑为痰阻气滞之象。"病痰饮者当以温药和之"。初诊处方用瓜蒌、法半夏、陈皮、柴胡、厚朴、胆南星祛痰理气,皂角刺、生山楂、威灵仙、鸡血藤、丹参活血通络,络石藤、海风藤祛风通络。二诊在前方基础上加用附子以温阳通利经络,白术、茯苓、当归健脾和血。该病例症状典型,痰核流注是痰病的特殊症状之一,治疗时要标本同治,疏肝健脾、祛痰理气,兼以活血祛风通络。同时要嘱患者适量运动,使微汗出,以助经络畅通。

(胡昕)

30. 石瘿术后

宋某,女,57岁,初诊2018年3月10日。

主诉:甲状腺癌术后咽部异物感伴胸闷两年。

现病史:两年前因咽部异物感伴胸闷就医,诊为"甲状腺癌",行手术治疗。现症见:咽部异物感,咯吐不利,胸闷时作,无胸痛心悸。颈部僵硬,头晕头蒙,入睡难,多梦,耳鸣,胃脘胀满,时有呃逆,反酸,大便黏、每日1~2次,阴痒,小便黄。舌苔黄根厚,舌下脉络纡曲,脉弦滑。

辨证:肝郁气滞,湿热内蕴。

治法:疏肝解郁,清热化湿。

处方:

醋柴胡 10g	旋覆花^{包煎}10g	生赭石^{先煎}30g

醋柴胡 10g	旋覆花（包煎）10g	生赭石（先煎）30g
生龙牡（各先煎）30g	焦槟榔 15g	莱菔子 15g
焦山楂 30g	生苡仁 30g	苦参 6g
百部 30g	土茯苓 30g	厚朴 10g
丹参 30g	玫瑰花 10g	龙胆草 5g

28剂,水煎服,日1剂。

嘱清淡饮食,忌肥甘、厚味及热性水果,多咀嚼,七分饱。

二诊:服药后咽部异物感明显减轻,胃脘胀满疼痛及外阴瘙痒已除,时有胸背刺痛,持续数秒,晨起咯黄痰,口干口渴,喜饮思凉,大便偏干、每日一行,小便黄。苔薄黄根厚,舌下脉络纡曲较重,脉弦细。

处方:

醋柴胡 10g	旋覆花（包煎）10g	生赭石（先煎）30g

生龙牡 ^{各先煎}30g	焦槟榔 15g	莱菔子 15g
麦冬 30g	元参 30g	丹参 30g
玫瑰花 10g	枸杞子 30g	川楝子 6g
石斛 10g	枇杷叶 10g	

28 剂,水煎服,日 1 剂。

以疏肝解郁,化湿祛痰之法治疗半年,患者诉周身轻松,无明显不适症状。

按语:本案患者为甲状腺癌术后余毒未清,痰湿凝滞,肝胃不和。痰湿浊毒凝聚发为癌瘤;经脉受阻则为项僵;痰气互结于咽喉则有异物感;湿邪蒙蔽,清窍不利,则见头蒙;湿邪郁久化热,上扰神明,则失眠;湿热上干耳窍,则见耳鸣;气机不畅,胃失和降,则见胃脘胀满,呃逆反酸;湿性黏滞,下移大肠,则大便不畅而黏;湿热下注,则阴痒,小便黄;舌苔黄,根厚,脉弦滑,为湿热内蕴、肝气郁滞之征。王老选用:醋柴胡疏肝理气解郁;旋覆花、生赭石降逆止呃;生龙骨、生牡蛎化痰散结,镇静安神;焦槟榔、莱菔子、焦山楂、生苡仁、厚朴消食导滞以通胃腑,化痰祛湿以安坤土,健脾和胃以平敦阜;苦参、百部、土茯苓、龙胆草燥湿清热止痒;丹参安心神、祛瘀滞;玫瑰花解郁畅肝气。二诊湿热渐减,故去苦参、百部、土茯苓、厚朴、龙胆草,加枸杞子、川楝子、石斛以滋补肝肾之阴而柔肝止痛,枇杷叶降逆化痰。

（张静）

31. 喉痹

张某,女,47 岁,2016 年 4 月 16 日初诊。

主诉:咽痛咽干 1 个月余。

现病史:患者 1 个月前无明显诱因出现咽痛咽干,伴口苦口干,未曾服药治疗。现症见咽痛咽干,口苦口渴,心烦急躁,时感背凉,心悸多梦,纳可,大便日二行,末次月经为 2016 年 4 月 12 日至今,量可色暗红。形体肥胖,超重约20kg。舌苔薄黄稍腻,舌下脉络迂曲较重,脉弦滑。

辨证:肝郁脾虚,湿热中阻。

治法:清热除湿,调畅气机。

处方:柴胡10g　黄芩12g　杏仁10g　生苡仁30g

　　　白蔻10g　法半夏9g　厚朴10g　滑石20g

　　　竹叶6g　通草6g　金钱草30g　牛蒡子15g

　　　金银花20g　藿香10g　麦冬20g　茯苓10g

7剂,水煎服,日1剂。

二诊:咽干咽痛明显减轻,口苦,烦急好转,仍口干,多梦,眠欠实,大便日1次、成形,苔薄黄,舌下脉络迂曲减轻,脉弦滑。

处方:柴胡10g　　　黄芩12g　　　杏仁10g

　　　生苡仁30g　　法半夏9g　　　厚朴10g

　　　金钱草30g　　牛蒡子15g　　金银花50g

　　　麦冬20g　　　茯苓10g　　　生龙牡^{先煎各}30g

　　　合欢花15g

7剂,水煎服,日1剂。

药后电话随访,患者诸症悉除。

按语:该患者平素嗜食肥甘厚味,性情急躁,肝气不疏,导致脾胃运化失职,湿浊内生,郁而化热,湿热之邪熏蒸,则咽痛咽干,烦躁口渴;湿热内阻,心神失养,故心悸多梦;湿热伤津,故大便干;胆火上攻,故口苦;湿热阻滞,阳气闭郁,故时感背凉;月经色暗红,苔黄腻,舌下脉络纡曲较重,脉弦滑为湿热瘀阻之征。治宜清热利湿,调畅气机,方选柴胡三仁汤加减。方中:杏仁宣降肺气,善开上焦;白蔻芳化湿浊,和畅中焦;生苡仁健脾渗湿,疏导下焦;配以柴胡疏散气机郁滞;黄芩清泻中焦湿热;法半夏、厚朴理气燥湿;通草、滑石、竹叶清热利湿;金钱草清热除湿;牛蒡子利咽散结;金银花清热解毒;藿香芳香化湿;麦冬清热生津除烦;茯苓健脾渗湿宁心。二诊诸症显减,仍口干多梦,属湿热扰神,故去白蔻、滑石、通草、竹叶、藿香等祛湿清热之品,加大金钱草用量以清利肝胆;生龙骨、生牡蛎镇静安神;合欢花解郁宁心,使郁解湿化,热清神宁,咽喉得润而痤愈。

(王晓希)

32. 耳鸣

王某,男,42岁,2013年6月1日初诊。

主诉:耳鸣3个月余。

现病史:患者3个月前听音乐会后出现耳鸣,神疲乏力,嗜睡,每日睡眠约9小时,目干涩,头不晕,眠安,纳可,口渴思凉,时感腰痛,面黄欠泽,晨起口苦,大便不成形、日3次,小便黄。苔薄白,脉弦滑。

辨证:肝胆湿热,脾肾两虚。

治法:清热利湿,补益脾肾。

处方:

龙胆草 6g	车前子^{包煎}10g	当归 15g	生地黄 15g
黄芩 10g	炒栀子 6g	泽泻 15g	通草 5g
柴胡 15g	炙甘草 3g	麦冬 10g	山药 15g

6剂,水煎服,日1剂。

二诊:口苦,思凉减轻,耳鸣,目干涩,时腰痛,脱发,纳可,大便日2~3次,小便淡黄,性功能减弱。舌苔根黄,脉弦滑。

处方:

熟地黄 25g	山茱萸 15g	山药 15g	丹皮 10g
茯苓 10g	泽泻 10g	枸杞子 30g	菊花 12g
白芍 15g	炙甘草 5g	麦冬 10g	何首乌 10g
白术 12g	淫羊藿 20g	金钱草 20g	

10剂,水煎服,日1剂。

三诊:耳鸣及目干涩减轻,晨起口苦,不思凉,纳眠尚可,大便日2~3次。苔薄白,脉弦滑。

处方:

枸杞子 30g	仙茅 10g	熟地黄 25g	山茱萸 15g

山药 15g	丹皮 10g	茯苓 15g	泽泻 10g
生姜 3 片	白芍 15g	炙甘草 5g	何首乌 10g
白术 12g	淫羊藿 20g	金钱草 30g	

10 剂,水煎服,日 1 剂。

按语:患者素体脾肾不足,气血生化乏源,形体腰府失于充养,故见面黄欠泽,神疲乏力,时有腰痛;脾气亏虚,运化失司,故见便溏;健运失常,水湿内停,郁而化热,湿热蕴于肝胆,循经上攻,故见目涩,口苦;热伤津液,故见溲黄,口渴思凉;肾精亏虚,耳窍失养,又逢湿热之邪上犯,壅塞清窍,故见耳鸣;苔薄白,脉弦滑,属脾肾不足,湿热内蕴。综观诸症,辨证属脾肾两虚,肝胆湿热,虚实夹杂。治疗当以祛邪为先,方选龙胆泻肝汤加减。龙胆草泻肝火,清湿热;黄芩、栀子泻火燥湿;柴胡疏畅肝胆气机;泽泻、通草、车前子清热利湿,使热从小便而出;生地黄、当归滋阴养血以护肝体;甘草调和诸药,防苦寒败胃;麦冬润燥止渴;山药健脾补肾止泻。服药 6 剂,患者溲黄思凉减,仍耳鸣目涩,是湿热减轻之象,以本虚为主,故改予杞菊地黄丸以滋补肾阴,清肝明目,加淫羊藿补肾祛湿,何首乌、白芍养血柔肝,白术、炙甘草健运中焦,金钱草清热利湿。继服 10 剂,患者耳鸣目涩减轻,苔黄转薄白,故去菊花、麦冬,加仙茅以温肾,生姜和中,继续随诊。

(季菲)

33. 鼻渊

蔺某,女,51 岁,2019 年 3 月 20 日初诊。

主诉:鼻流清涕 6 年余,加重半年。

现病史:患者鼻涕清稀如水,咳少量清稀痰,不欲饮水,喜冷食。餐后易腹胀,食多则鼻涕增多,睡眠差,口苦,时有耳鸣耳痒,大便 1~2 日 1 次,黏滞不畅,食凉后则大便溏稀,小便黄,白天尿频,每日

10 余次。白带量多,伴阴痒。舌苔薄根厚,脉弦滑。

辨证:肝郁脾虚,湿热内蕴。

治法:疏肝健脾,清热化湿。

处方:醋柴胡 10g　　杏仁 10g　　桑白皮 10g　　生石膏^{先煎} 30g

苦参 6g　　生百部 10g　　土茯苓 30g　　焦槟榔 15g

白芍 30g　　龙胆草 5g　　覆盆子 20g　　泽兰 30g

辛夷 10g　　苍耳子 15g

14 剂,水煎服,日 1 剂。

二诊:药后诸症减轻,睡眠良好,口苦、耳鸣耳痒、阴痒均缓解。大便正常,每日 1 次,仍有尿频,白带减少。舌苔薄白,脉弦滑。

处方:醋柴胡 10g　　杏仁 10g　　桑白皮 10g　　土茯苓 30g

焦槟榔 15g　　覆盆子 20g　　泽兰 30g　　辛夷 10g

苍耳子 15g　　生苡仁 30g　　白术 10g　　炙甘草 6g

泽泻 30g

14 剂,水煎服,日 1 剂。

按语:患者以鼻流清涕为主要表现,属中医学鼻渊范畴。《景岳全书·鼻证》曰:"此证多因酒醴肥甘,或久用热物,或火由寒郁,以致湿热上熏,津汁溶溢而下,离经腐败。"说明体内湿热蕴结,上蒸鼻窍可导致鼻渊。该患者餐后易腹胀,为脾气亏虚,运化失常的表现;脾运失常,湿浊内蕴,则大便黏滞不畅,食凉后大便溏稀;湿邪上犯鼻窍,表现为食多则鼻涕增多;湿邪犯肺,肺气不利,则咳痰清稀;口苦、睡眠差、耳鸣耳痒,为湿邪郁久化热,内扰心神,蕴结肝胆的表现;湿热蕴于下焦膀胱,则尿黄,尿频;白带量多,伴阴痒,是湿热下注之症;舌苔根厚,脉弦滑,为湿热之象。综合诸症,辨证为肝郁脾虚,湿热内蕴,治宜疏肝健脾,清热化湿。方中醋柴胡疏肝理气,生石膏、桑白皮、杏仁、百部清肺止咳;土茯苓、苦参燥湿止痒,龙胆草清肝胆湿热,白芍与柴胡相配,清肝柔肝,焦槟榔通行中焦之气机,覆盆子益肾缩尿,泽兰利水除湿,辛夷、苍耳子散风除湿通窍。苍耳子有小毒,常用量

3~9g,王老经验用药剂量可用至 15g,患者无不适症状。复诊诸症减轻,故去石膏、苦参、百部、白芍、龙胆草,加生苡仁、白术、炙甘草以增强健脾化湿之效,泽泻清利下焦湿热。

(张颖)

34. 脓耳

王某,女,28 岁,2019 年 1 月 24 日初诊。

主诉:右耳流脓半月余。

现病史:患者半个月前出现右耳内流脓,耳痒,耳鸣,于外院诊断中耳炎,晨起咽干,面有痤疮,大便日 1~2 次。末次月经为 1 月 4 日,出血量可,色暗,有血块,带下色黄,外阴瘙痒。舌边齿痕,苔薄黄,舌下脉络稍有瘀暗,脉沉弦。

辨证:肝胆湿热。

治法:清热化湿。

处方:
龙胆草 10g	车前子 10g	当归 10g	生地黄 20g
黄芩 6g	炒栀子 6g	泽兰 20g	木通 10g
柴胡 10g	生甘草 3g	草决明 60g	香附 20g
荷叶 30g	泽泻 20g	土茯苓 50g	

21 剂,水煎服,日 1 剂。

嘱清淡饮食,禁肥甘、厚味及热性水果,多咀嚼,七分饱。

二诊:耳内分泌物减少,偶呈黑色,伴右耳痒,耳鸣减轻,晨起无痰,大便日 1~2 次。苔薄黄,边有齿痕,舌下脉络稍有瘀暗,脉弦细。

处方:
龙胆草 10g	当归 10g	生地黄 30g	泽兰 30g
柴胡 20g	草决明 60g	香附 20g	荷叶 30g
土茯苓 50g	川芎 10g	丹皮 6g	丹参 30g
益母草 30g	酒军 10g		

28 剂,水煎服,日 1 剂。

嘱清淡饮食,禁肥甘、厚味及热性水果,多咀嚼,七分饱。

三诊:右耳仅有少量分泌物,耳后红疹,发痒,听力差。末次月经为 2 月 17 日,经期 5 天,首日腹痛,出血色暗红,带下色偏黄,外阴略痒。苔薄黄,边齿痕,舌下脉络稍有瘀暗,脉弦细。

处方:龙胆草 10g　　生地黄 15g　　泽兰 30g　　草决明 60g

香附 20g　　土茯苓 50g　　丹皮 6g　　丹参 30g

苦参 6g　　百部 30g　　没药 6g　　金银花 20g

生苡仁 30g　　白花蛇舌草 30g

28 剂,水煎服,日 1 剂。

嘱清淡饮食,禁肥甘、厚味及热性水果,多咀嚼,七分饱。

药后诸症均减。

按语:患者形体偏胖,头面油腻,面色黄而晦暗,为脾虚肝胆湿热之征。情志不畅,肝失疏泄,胆经郁热,循经入耳,灼伤肌膜而腐烂成脓,故见耳痒,耳内积液;脾土清阳不升,湿热蒙窍,则致耳鸣;肝经郁热上迫,则见咽干;湿热上犯,发于肌肤,故见面部痤疮;肝经湿热,循经下注,则见带下色黄,外阴瘙痒;湿热阻滞,经络不畅,故见月经色暗有血块;舌边齿痕,属脾气亏虚;苔薄黄,舌下脉络稍有瘀暗,脉沉弦,为湿热蕴结、气血不畅之象。初诊以龙胆泻肝汤加减。龙胆草大苦大寒,泻肝胆实火,清下焦湿热;黄芩、栀子苦寒泻火,燥湿清热;泽泻、木通、车前子清热利湿;生地黄、当归滋阴养血,既补肝胆实火所伤之阴血,又可防方中苦燥渗利之品损伤阴液;柴胡、香附疏肝理气;泽兰入肝经,通经活血;荷叶、土茯苓利湿化浊,祛湿止带;草决明通下泻阳明腑热;生甘草调和诸药。二诊时,患者耳鸣减轻,去炒栀子、黄芩、木通、泽泻、车前子、生甘草,加用川芎以行气开郁、活血祛瘀,达风木之抑郁;丹皮、丹参、益母草清热凉血,活血化瘀;酒军泻热通便。三诊,患者耳后红疹伴瘙痒,听力差,仍带下色黄伴外阴瘙痒,肝胆湿热未清,去川芎、益母草、酒军,改苦参、百部以清肝经湿热,止痒止带;经期腹痛,去川芎改为没药,以行气活血止痛;金银花、生苡仁、白花蛇舌草清热解毒,利湿排脓。

（张静）

35. 痛经

苗某,女,28 岁,2017 年 2 月 17 日初诊。

主诉:痛经 15 年。

现病史:患者 13 岁月经初潮,每次行经腹痛,月经周期正常,带经期 4~5 日,末次月经为 1 月 17 日。近两年经量减少,血色红,带下色黄量多,外阴瘙痒,时有恶心呃逆、反酸,口干涩喜凉饮,多梦,头晕,咯痰,大便干,1~3 日一行。身高 163cm,体重 60kg,舌有裂纹,苔薄黄根稍腻,舌下脉络纡曲,脉弦滑。

辨证:湿热内蕴,气滞血瘀。

治法:活血化瘀,清热利湿。

处方:瓜蒌 30g　　萹蓄 20g　　瞿麦 20g　　苦参 5g

　　　当归 10g　　川芎 10g　　赤芍 10g　　厚朴 10g

　　　桃仁 10g　　红花 10g　　没药 6g　　炒灵脂 10g

　　　生蒲黄 10g　　延胡索 10g　　柴胡 20g

7 剂,水煎服,日 1 剂。

嘱忌辛辣、肥甘之品。

二诊:药后呃逆、脘胀减轻,月经来潮,血色暗黑,量少有血块,经前乳胀腰酸,带下色白,外阴瘙痒减轻,大便质中、日一行。舌裂纹减少,苔薄黄,脉弦滑。

处方:瓜蒌 30g　　萹蓄 20g　　瞿麦 20g　　苦参 6g

　　　当归 10g　　川芎 10g　　赤芍 10g　　厚朴 10g

　　　桃仁 10g　　红花 10g　　没药 6g　　炒灵脂 10g

　　　生蒲黄 10g　　土茯苓 30g　　柴胡 20g

14 剂,水煎服,日 1 剂。

按语:王老临床治疗月经病,重视从气血、虚实辨证,同时妇科病的辨证用药要注意寒热合宜,不可过于温热或寒凉。痛经不应只考虑血虚、血瘀、血热,临床中证属湿热者亦有很多。此例属饮食不节,损伤脾胃,内生湿热,流注下焦,阻滞冲任,故见痛经,经量减少,带下色黄量多,外阴瘙痒;湿热中阻,肝失疏泄,胃失和降,故见恶心呃逆,反酸;湿热久蕴,津液耗伤,故见口干思凉,大便干结;湿热上扰,清窍蒙蔽,心神不安,故见头晕,多梦;舌有裂纹,为湿热伤津;苔黄根腻,舌下脉络纡曲,脉弦滑,为湿热瘀阻之象。治法在清利湿热的同时活血化瘀,以萹蓄、瞿麦、苦参清利下焦湿热;瓜蒌润肠通腑,厚朴下气燥湿,当归、川芎、桃仁、红花补血活血,赤芍凉血散瘀,没药、炒灵脂、生蒲黄化瘀止痛,延胡索、柴胡疏肝理气止痛。二诊诸症均减,经期已过,故去延胡索,余仍守前法,增加苦参用量,并加土茯苓以清热祛湿。

(胡昕)

36. 经间期出血

王某,女,29岁,2013年7月30日初诊。

主诉:月经间期出血1个月。

现病史:患者6月10日月经来潮,带经6天,6月28日、7月12日各出血1日,色深。纳可,口渴思凉,有汗,睡眠不实,大便日一行,溲黄,带下量多色黄白,腰酸阴痒。苔薄白稍腻,脉弦滑稍数。

辨证:肝郁气滞,湿热内蕴。

治法:疏肝理气,清热利湿。

处方:

柴胡 6g	黄芩 10g	丹皮 10g	赤芍 10g
萹蓄 20g	瞿麦 20g	苦参 10g	土茯苓 30g
知母 12g	炒栀子 10g	郁金 10g	金钱草 30g
茅根 30g	生地黄 15g		

6剂,水煎服,日1剂。

二诊:今晨月经来潮,色暗,提前 6 天,无腹痛,阴痒,大便日一行,腰不酸,小便黄,出汗减,口渴思凉减,腰腿皮肤有小红疹,眠安。苔薄黄,脉弦滑。

处方:丹参 20g　　柴胡 20g　　黄芩 10g　　丹皮 10g
　　　桃仁 15g　　赤芍 15g　　萹蓄 20g　　瞿麦 20g
　　　苦参 10g　　土茯苓 30g　炒栀子 10g　郁金 10g
　　　金钱草 30g　生地黄 30g

7 剂,水煎服,日 1 剂。

三诊:行经 6 天止,有血块,腹稍痛,阴痒,大便日一行,质稀,眠安,晨起恶心。苔薄白有齿痕,脉弦滑。

处方:柴胡 20g　　黄芩 10g　　丹皮 10g　　赤芍 15g
　　　萹蓄 20g　　瞿麦 20g　　苦参 10g　　土茯苓 30g
　　　郁金 10g　　金钱草 30g　生地黄 30g　法半夏 12g
　　　百部 30g

12 剂,水煎服,日 1 剂。

按语:患者情志不舒,肝郁气滞,乘克脾土,脾失健运,水湿内生,郁而化热,湿热蕴于冲任,于阴阳转化之时被阳气引动,迫血妄行,故见经间出血;湿热煎熬,血留为瘀,故见出血色深;热伤津液,内扰心神,故见口渴思凉,夜眠易醒;湿热阻于冲任,流注泛滥,客于肌肤,故见腰酸阴痒,带下黄白量多,腰腿红疹;苔白腻,脉弦滑稍数,为湿热内蕴之征。综观舌脉诸症,辨证为肝郁气滞,湿热内蕴,治疗以疏肝理气、清热利湿为法。予柴胡、郁金疏肝行气,黄芩、栀子清热燥湿,丹皮、赤芍凉血化瘀,知母、生地黄凉血润燥,萹蓄、瞿麦清热止带,苦参、土茯苓燥湿止痒,茅根凉血止血,金钱草清热散瘀通淋。服药 6 剂,多汗、思凉减,睡眠已安,月经来潮,热象已减,故去茅根、知母以免凉遏之弊,加丹参、桃仁、赤芍以加强活血化瘀之力;增加柴胡用量以畅达肝气,使气行则血行,湿热之邪随之而去。再服 7 剂,月经已止,故去丹参、桃仁,大便质稀,晨起恶心,舌苔转白,是热象已减,湿盛于热,故去栀子,加法半夏以燥湿,百部止痒。继续随诊。

(季菲)

37. 带下病

【验案 1】

刘某,女,43 岁,2014 年 9 月 10 日初诊。

主诉:带下色黄、量多 4 个月余。

现病史:患者近 4 个月带下量增多,色黄,臭秽,伴阴痒,腰酸痛,曾于妇科就诊,诊断为阴道炎。先后应用多种洗剂、栓剂等,症状反复发作。伴口干思凉,口苦,胸闷,善太息,时恶心,纳可,眠差,多梦,便黏不畅,日一行。末次月经为 8 月 30 日,提前 1 周,经量多,色暗红,有血块,带经 8 天,经前乳胀,性情急躁。舌苔黄稍腻,脉沉弦。

辨证:肝郁脾虚,湿热下注。

治法:疏肝健脾,清利湿热。

处方:

瓜蒌 30g	萹蓄 20g	瞿麦 20g
苦参 6g	生龙牡^{先煎各}30g	合欢花 15g
丹皮 6g	炒栀子 10g	柴胡 20g
生地黄 30g	土茯苓 30g	金钱草 50g

14 剂,水煎服,日 1 剂。

二诊:黄带明显减轻,已无阴痒,口干苦减,纳可,睡眠好转,大便通畅,日一行。舌苔薄白,脉弦细。改予桃红四物汤加减继服。

按语:患者素体肝旺,木旺克脾,脾失健运,湿蕴化热,肝之经脉绕阴器,湿热循经下注则带黄量多,阴痒;热灼津液,津不上承则口干思凉;湿热内蕴,内扰心神则眠差多梦,性情急躁;湿热下注,肠腑气滞则便黏不畅;湿阻经脉,经气不利,气血不通则经前乳胀,腰部酸痛;湿阻中焦,升降失常,肝气犯胃,胆热上攻则胸闷,恶心,口苦;湿热内盛,迫血妄行,血滞成瘀则月经提前量多,色暗有块;苔黄腻,脉沉弦为肝郁脾虚、湿热下注之症。故重用瓜蒌、金钱草、萹蓄、瞿麦以清热利湿，苦参、土茯苓清利湿热并止阴痒，柴胡疏肝理气，丹皮、栀子清热除烦，生地黄凉血生津，生龙骨、生牡蛎、合欢花重镇安神。二诊带下等症已明显好转，舌苔薄白，考虑患者湿热已减，经期将至，故予桃红四物汤加减以养血活血调经。

（贺晓芳）

【验案2】

刘某，女，37岁，2013年4月16日初诊。

主诉：带下量多两个月。

现病史：带下量多两个月。带下色黄，伴阴痒，时有头晕，烦急，纳呆，眠欠安，小便黄，大便日一行。末次月经为2013年3月20日，经前乳胀，经量少，色暗红，有瘀块，首日痛经。体胖，舌质暗，苔黄腻，脉滑数。

辨证：肝郁脾虚，湿阻冲任。

治法：疏肝健脾，燥湿止带。

处方：

柴胡 10g	黄芩 6g	杏仁 10g	生苡仁 30g
白蔻 10g	厚朴 10g	滑石 20g	竹叶 6g
通草 6g	法半夏 9g	萹蓄 20g	瞿麦 20g
泽兰 30g	益母草 30g	土茯苓 30g	苦参 6g

7剂，水煎服，日1剂。

二诊：药后诸症均减，以前方守方加减。

处方：

柴胡 10g	黄芩 6g	杏仁 10g	生苡仁 30g
白蔻 10g	厚朴 10g	滑石 20g	竹叶 6g
通草 6g	法半夏 9g	萹蓄 20g	瞿麦 20g
泽兰 30g	益母草 30g	土茯苓 30g	苦参 6g
山药 15g	白术 15g		

14剂，水煎服，日1剂。

电话随访,患者已无不适。

按语:患者素体肥胖,痰湿内盛,加之肝郁气滞,损伤脾土,脾虚生湿化热,湿热之邪乘虚内袭,充斥上焦,故头晕烦急,睡眠欠安;充斥中焦,故纳呆;充斥下焦,故溲黄阴痒,带下量多色黄;伤及胞脉及冲任二脉,以致带脉失约,任脉不固,故见黄带量多;肝郁气滞则经前乳胀;湿阻冲任致血行不畅,故月经量少、有瘀块,行经腹痛;苔黄腻,脉滑数属湿热内蕴,舌质暗则为瘀血之征。以柴胡三仁汤加味以宣上、畅中、渗下,热去湿化,带下自止。方证相应,故疗效甚佳。

(贺晓芳)

【验案3】

张某,女,45岁,2013年9月6日初诊。

主诉:白带量多5个月。

现病史:患者既往多次流产史,近5个月工作劳累,饮食无规律,带下量明显增多,色白,清稀,无味。腰酸困重,小腹坠胀,气短乏力,食欲不振,眠可,大便溏、日一行,小便频。平素月经规律,末次月经为8月31日,经量中等,色暗,带经5天。舌质淡,舌苔薄白,脉细弦。

辨证:脾肾亏虚,水湿内盛。

治法:健脾固肾,升阳除湿。

处方:

山药 30g	炒白术 15g	党参 15g	黄芪 15g
茯苓 15g	苍术 15g	陈皮 10g	车前子^{包煎}15g
黑芥穗 3g	柴胡 6g	枸杞子 15g	炙甘草 6g
金樱子 15g			

7剂,水煎服,日1剂。

二诊:药后症减,仍有下腹坠胀不适,腰酸,劳累后明显。舌质淡,苔薄白,脉细弦。

处方:

| 山药 30g | 炒白术 15g | 党参 15g | 黄芪 30g |
| 茯苓 15g | 苍术 15g | 陈皮 10g | 车前子^{包煎}15g |

黑芥穗 3g　　柴胡 6g　　　枸杞子 15g　　炙甘草 6g

金樱子 15g　　杜仲 15g

14 剂,水煎服,日 1 剂。

三诊:白带量明显减轻,已无腰酸,守方继服 7 剂收功。

按语:患者饮食不节,过劳耗气,脾胃运化功能失常,湿浊内生,流注于下,任带失司,加之流产多次,损伤肾气,肾的封藏功能失职,故白带量多,小便频;脾虚中气下陷,则下腹坠胀不适,乏力气短;脾失健运,则食欲不振,大便溏;肾气亏虚,腰府失养,则腰酸困;舌淡苔薄白,脉细弦,属正气亏虚之象。故治宜健脾固肾,升阳除湿,方以完带汤加减。以山药、党参、黄芪健脾益气,炒白术、茯苓、苍术燥湿醒脾,车前子祛痰利水,柴胡、黑芥穗升发清阳,加枸杞子、金樱子以补肾固涩止带,少佐陈皮以理气,炙甘草调和诸药,使脾气健、肾气强,带下则止。

（贺晓芳）

38. 绝经前后诸证

孟某,女,54 岁,2018 年 3 月 13 日初诊。

主诉:时发头晕、汗出半年。

现病史:患者近半年头晕时作,伴恶心,失眠,烦躁,烘热汗出,手麻,大便质黏,带下色黄、有异味,外阴瘙痒。绝经两年。舌苔薄黄,舌下脉络瘀暗,脉弦滑。平素性情急躁,嗜食肥甘之品。

辨证:肝郁气滞,湿热内蕴。

治法:疏肝理气,清热利湿。

处方:醋柴胡 10g　　旋覆花 10g　　生赭石^{先煎}30g

　　　苦参 5g　　　　生龙牡^{先煎各}30g　百部 20g

　　　土茯苓 30g　　龙胆草 5g　　　丹参 30g

　　　玫瑰花 10g　　瓜蒌 30g　　　炒栀子 10g

莱菔子 15g

14 剂,水煎服,日 1 剂。

嘱调情志,清淡饮食。

二诊:药后症减,仍有失眠,汗出,左手指尖麻木,腰酸痛,外阴瘙痒,大便日一行,小便黄。舌脉同前。

处方:醋柴胡 10g　　旋覆花 10g　　生赭石^{先煎}30g

苦参 5g　　生龙牡^{先煎各}30g　　百部 20g

土茯苓 30g　　丹参 30g　　玫瑰花 10g

瓜蒌 30g　　炒栀子 10g　　丹皮 6g

狗脊 30g

14 剂,水煎服,日 1 剂。

按语:患者绝经后肝血亏虚,加之平素性情急躁,饮食不节,日久致肝郁气滞,湿热内蕴。湿浊内蕴,气机升降失常,可见头晕、恶心、便黏;湿浊郁而化热,气血瘀滞,可见失眠、烦躁,烘热汗出,手麻,带下黄、气味重、外阴痒等症;舌苔薄黄,舌下脉络瘀暗,脉弦滑,为瘀热之象。治疗以疏肝理气、清热利湿为主。处方重点应用醋柴胡、旋覆花以疏肝气降逆,生龙骨、生牡蛎、生赭石重镇安神,苦参、百部、土茯苓、龙胆草清热利湿,丹参凉血和血,玫瑰花理气和胃,瓜蒌、莱菔子化痰通腑,栀子清心除烦。二诊头晕症减,大便已通,仍失眠汗出,腰酸痛,属湿邪减轻,热势仍盛,故去龙胆草、莱菔子,加丹皮以凉血,狗脊补肝肾,强腰膝。

(胡昕)

39. 热疮

许某,女,36 岁,2012 年 2 月 22 日初诊。

主诉:外阴疱疹反复发作 3 个月。

现病史:外阴部疱疹反复发作,可见成簇小水疱,局部皮肤潮红,伴有痛痒,失眠时易发,多梦,口渴,纳差,时感烦急,腰痛,带下色黄,末次月经为 2 月 9 日,经期准,带经 5 天,经血色暗有血块。苔薄黄,脉弦细。

辨证:肝郁脾虚,湿热下注。

治法:疏肝健脾,清利湿热。

处方:柴胡 15g　　枳实 15g　　赤芍 15g　　生甘草 3g
　　　龙胆草 10g　萹蓄 20g　　瞿麦 20g　　土茯苓 30g
　　　苦参 10g　　百部 30g　　没药 6g　　　生苡仁 30g
　　　黄柏 10g　　金银花 20g　蒲公英 20g

7 剂,水煎服,日 1 剂。

另:蛇床子 30g,3 剂,水煎外洗。

治疗 1 周后诸症好转,继用药 1 周痊愈。

按语:生殖器疱疹,中医学称之为"热疮""阴疮"。阴部为肝经循行之处,患者外阴疱疹反复发作,且与情志因素有关,每遇失眠易发,故当抓住肝失疏泄的主要病因。肝气郁结,木克脾土,运化失常,湿热内生,流注下焦,故见疱疹痛痒,腰痛带黄;湿热内扰,心神不安,故见烦急多梦;湿热伤津,故见口渴,苔薄黄,脉弦细。综合诸症,辨证为肝郁脾虚,湿热下注。拟方将四逆散中白芍改为赤芍以疏肝理气,清热凉血;萹蓄、瞿麦、苦参、百部清热除湿止痒;龙胆草清利肝胆湿热;黄柏清热燥湿;生苡仁利水渗湿;生甘草、土茯苓、金银花、蒲公英清热解毒;没药活血止痛;并配合蛇床子煎汤外洗,以祛湿止痒而收功。

(贺晓芳)

40. 湿疮

【验案 1】

唐某,女,47 岁,2016 年 11 月 8 日初诊。

主诉:双下肢皮肤红疹瘙痒两个月。

现病史:患者两个月前双下肢皮肤起红疹,局部瘙痒,无渗液,于外院诊断为"湿疹"。形体肥胖,平素多食,口渴思凉,腹胀,大便质干,1~2日一行,小便黄,末次月经为8月25日。舌边痛,舌苔黄根厚,脉弦细。

辨证:湿热内蕴,血热风盛。

治法:清热祛湿,凉血止痒。

处方:

生地黄 30g	丹皮 10g	赤芍 10g	荆芥 6g
土茯苓 50g	苦参 6g	泽兰 30g	知母 10g
龙胆草 5g	生石膏^{先煎}30g	瓜蒌 30g	炒栀子 10g
萹蓄 20g	瞿麦 20g		

14剂,水煎服,日1剂。

嘱忌食辛辣、肥甘之物。

二诊:药后瘙痒减轻,红疹色转淡,仍口渴思凉,大便干,两日一行。舌苔薄黄,脉弦细。

处方:

生地黄 30g	丹参 30g	赤芍 10g	荆芥 6g
土茯苓 50g	厚朴 10g	桃仁 10g	红花 10g
没药 6g	五灵脂 10g	生蒲黄 10g	醋香附 20g
乌药 20g	酒大黄 10g		

7剂,水煎服,日1剂。

三诊:自行继服前方21剂后来诊,诸症均减,双下肢红疹好转,大便日一行,月经12月3日来潮,带经7日,色暗红,量中等。

按语:患者体胖多食,属饮食不节,运化失常,湿热内蕴,流注下肢,血热生风,发于肌肤,故见红疹瘙痒;湿热蕴结,阻滞气机,耗伤津液,故见腹胀,口渴思凉,便干溲黄;湿热痹阻,气滞血瘀,冲任不通,故月经延期未至;苔黄根厚,脉弦细,为湿热中阻、气血不畅之象。处方以生地黄、丹皮、赤芍凉血活血,荆芥祛风解表,土茯苓、苦参、萹蓄、瞿麦、龙胆草燥湿清热,泽兰活血利水,知母、生石膏、炒栀子清热生津,瓜蒌润肠通腑。二诊红疹色淡,瘙痒减轻,大便仍干,苔已薄黄,月经仍未来潮,属湿热已减,瘀血未除。故去龙胆草、萹蓄、瞿麦、苦参、生石膏、知母等祛湿清热之品,加丹参、桃仁、红花、没药、五灵脂、生蒲黄、乌药、香附等以活血调经,酒大黄通腑。经治皮疹好转,大便通畅,月经再次来潮。

(胡昕)

【验案 2】

谢某,男,48 岁,2018 年 3 月 9 日初诊。

主诉:周身红疹瘙痒 1 年余。

现病史:1 年前周身出现皮疹,色红,瘙痒,手麻,关节胀,晨起口苦,反酸,齿衄,尿黄,矢气臭,肛门潮湿,大便质黏,日二行。舌苔薄黄,舌根厚腻,舌下脉络瘀暗,脉沉弦滑稍数。

辨证:湿热蕴结,肝胃热盛。

治法:疏肝清胃,利湿解毒。

处方:

柴胡 15g	杏仁 10g	生苡仁 30g	白蔻 10g
清半夏 9g	厚朴 10g	滑石 20g	竹叶 20g
通草 15g	金钱草 80g	川芎 5g	没药 5g
蜂房 6g	生石膏^{先煎}60g	焦槟榔 15g	大黄^{后下}10g
鱼腥草 30g	南沙参 30g		

14 剂,水煎服,日 1 剂。

二诊:药后诸症均好转,大便日 2~3 次,舌苔薄黄,舌下脉络瘀暗减轻,脉沉弦。遂在前方基础上加减化裁,共服药 1 个月余痊愈,随访至今未复发。

按语:明代陈实功在《外科正宗》中提出了本病病因系饮食不当,内生湿热。患者饮食失节,内生湿热,热毒炽盛,外泛肌肤,故见红疹瘙痒;湿热阻滞,气血不畅,经脉失养,故见手麻,关节胀;湿热中阻,疏泄失常,肝气犯胃,胃热上逆,迫血妄行,故见口苦,反酸,齿衄;湿热下注,腑气不通,故见大便黏,矢气臭,肛门潮湿;苔黄根厚腻属湿热蕴结;舌下脉络瘀暗,脉沉弦滑稍数,为湿热瘀阻之征。本例以柴胡三仁汤为主方。方中:柴胡疏肝解郁;杏仁、生苡仁、白蔻宣畅三焦,清利湿热;金钱草清利肝胆湿热;厚朴、半夏燥湿降逆;滑石、竹叶、通草清热通利;川芎、没药活血祛瘀;蜂房祛风攻毒;生石膏宣散肺胃郁热;焦槟榔行气消积;生大黄泻热通腑;鱼腥草清热解毒除湿;南沙参益胃养阴生津。全方体现了通利三焦、宣散郁热、疏肝清胃、利湿解毒的功效。

(赵文麟)

41. 风瘙痒

魏某,男,30岁,2019年3月13日初诊。

主诉:皮肤瘙痒1个月。

现病史:周身皮肤瘙痒1个月,未见明显皮疹,搔抓后有红痕和渗出液,口苦口黏,不欲饮水,晨起咯白黏痰,食后腹胀,入睡难,眠浅多梦,大便干,小便黄。苔薄黄,舌下脉络纡曲,脉弦滑。

辨证:脾气亏虚,湿热蕴结。

治法:清热健脾,祛湿止痒。

处方:
杏仁 10g	白蔻 10g	生苡仁 30g	麦冬 15g
瓜蒌 30g	生地黄 20g	赤芍 10g	厚朴 10g
苦参 6g	土茯苓 50g	炒栀子 10g	焦槟榔 15g
焦山楂 30g	枳壳 6g		

14剂,水煎服,日1剂。

嘱忌食生冷、油腻、肥甘之品。

二诊:药后皮肤瘙痒偶发,仍入睡难,多梦现象改善。小便不黄,大便调畅,日一行。苔薄黄,舌下脉络纡曲,脉弦滑。

处方:
| 杏仁 10g | 白蔻 10g | 生苡仁 15g | 麦冬 15g |
| 瓜蒌 30g | 生地黄 20g | 赤芍 10g | 厚朴 10g |

苦参 6g　　　土茯苓 50g　　炒栀子 10g　　焦槟榔 15g

14 剂,水煎服,日 1 剂。

嘱忌食生冷、油腻、肥甘之品。

两周后电话随访,患者未再出现瘙痒,无明显不适。

按语:该患者青年男性,嗜食辛辣、醇酒、油腻之品,损伤脾胃,湿热内生,郁于肌肤,不得透达,故发为瘙痒;湿热中阻,运化不利,故见口苦口黏,不欲饮水,咯白黏痰;气机阻滞,升降失常,故见腹胀;热扰心神,故见眠差多梦;热伤津液,故见便干溲黄;苔黄,舌下脉络纤曲,脉弦滑,为湿热内蕴、气血不畅之象。处方用三仁汤加减:以杏仁、白蔻、生苡仁宣畅三焦气机,祛湿清热;麦冬、生地黄、赤芍凉血解毒,养阴生津;炒栀子清热泻火;瓜蒌、厚朴、焦山楂、枳壳、焦槟榔理气通腑,消积导滞;苦参、土茯苓清热解毒,燥湿止痒。二诊诸症显减,故守前法,去焦山楂、枳壳等消积行气之品,减生苡仁用量,继服巩固疗效。

(张静)

42. 粉刺

管某,男,18 岁,2019 年 3 月 30 日初诊。

主诉:口周痤疮反复发作半年。

现病史:近半年来口唇周围痤疮反复发作,色红,痛痒,有脓头。平素口苦口干,不思凉,时有腹胀,左下腹时有隐痛,头皮痒,皮肤易出油,食欲可,睡眠可,大便黏,每日 3~4 次,矢气臭,小便黄。苔薄黄、根稍厚,舌边齿痕,舌下脉络纤曲,脉弦滑稍数。

辨证:脾胃湿热,热毒瘀滞。

治法:清热解毒,除湿化滞。

处方:柴胡 20g　　法半夏 5g　　金银花 30g　　蒲公英 20g

　　　　枳实 15g　　　厚朴 15g　　　荷叶 30g　　　金钱草 50g

虎杖 30g　　　黄柏 20g　　　生大黄 6g　　　焦槟榔 15g

炒栀子 6g　　　知母 10g　　　生苡仁 30g　　　泽兰 30g

14 剂,水煎服,日 1 剂。

嘱清淡饮食,忌肥甘厚味之品。

二诊:服药后口周痤疮消退,无新发。腹痛腹胀缓解,口苦口干改善,仍皮肤易出油,头皮屑多,大便成形,每日 1 次,小便微黄。苔薄黄边腻,舌下脉络纡曲较重,脉弦滑。

处方:柴胡 20g　　　法半夏 5g　　　金银花 30g　　　蒲公英 20g

枳实 15g　　　厚朴 15g　　　焦山楂 30g　　　金钱草 50g

虎杖 30g　　　焦神曲 20g　　　生大黄 6g　　　焦槟榔 15g

炒栀子 6g

14 剂,水煎服,日 1 剂。

按语:本案患者处于青春期,生机旺盛,阳盛体质。平素嗜食辛辣炙烤之物,久而内生湿热,泛于肌肤,上行头目,故见头屑多,皮肤出油;湿热阻滞,津液不能上承,故见口渴;腹胀腹痛,为湿热内蕴,疏泄失常;大便黏,小便黄,舌苔薄黄稍厚,舌下脉络纡曲,脉弦滑数,均为湿热内蕴之征。处方:柴胡解郁清热;法半夏燥湿理气;金银花、蒲公英清热解毒;枳实、厚朴、焦槟榔、生大黄行气通腑泻热;荷叶、金钱草、虎杖、黄柏、生苡仁清热祛湿,清利肝胆、脾胃;炒栀子、知母泻火清热;泽兰活血利水。全方共奏清热、祛湿、导滞、解毒之效。二诊痤疮消退,腹胀腹痛已除,故以前方去荷叶、黄柏、知母、生苡仁、泽兰,加焦神曲、焦山楂以消积和胃,继服收功。

(张静)

第四章 论文汇编

柴黄三仁汤治疗脾胃湿热型痞满
70 例临床疗效观察

李汇博　邓力军　胡　昕　王晓希

【摘要】目的：观察柴黄三仁汤对功能性消化不良（脾胃湿热型）的疗效及对血清胃动素的影响。方法：将 140 例患者随机分为治疗组及对照组各 70 例，治疗 8 周，观察治疗前后总体疗效、中医症状及其评分、胃动素指标及安全性指标变化。结果：治疗后两组功能性消化不良患者的临床总有效率差异无统计学意义（$P>0.05$），胃动素指标均较治疗前升高，而柴黄三仁汤在改善部分中医症状方面多优于多对照组（$P<0.05$）。结论：柴黄三仁汤治疗功能性消化不良疗效确切，对患者血清胃动素的调节是其可能的作用机制。

【关键词】功能性消化不良　脾胃湿热柴黄三仁汤　王文友

功能性消化不良是指症状起源于胃及十二指肠，发病机制并不明确的一种消化系统多发病、常见病[1]。据统计显示，国内发病率为 18%~45%[2]。研究表明胃动素与功能性消化不良的发生有一定的关系[3]，目前西医治疗主要以改变生活方式、抗幽门螺杆菌、促胃肠动力、抑酸及心理干预等为主[4]。王文友老师认为，功能性消化不良当属中医学"痞满"。其主要病机为脾胃湿热，湿邪黏滞而缠绵，使中焦失运而导致胃肠功能紊乱而发病。应用柴黄三仁汤治疗脾胃湿热型痞满，临床疗效显著，阐述如下。

1. 资料与方法

（1）一般资料

所有病例均来自我院 2016 年 1 月至 2017 年 12 月于名医馆及内科就诊的痞满病（功能性消化不良）患者，共观察 140 例，按照就诊顺序依次确定病例编号，按随机数字表法随机分为两组，治疗组 70 例，对照组 70 例。两组临床资料差异无统计学意义（$P > 0.05$）。

（2）纳入标准

符合西医 FD（功能性消化不良）诊断标准及中医辨证属脾胃湿热。西医诊断标准参照 2006 年罗马 Ⅲ 的 FD 诊断标准[5]。中医诊断标准参照《功能性消化不良的中西医结合诊疗共识意见（2010）》[6]。符合主症：①胃脘痞满，闷胀不舒；②恶心欲吐或呕吐；③纳呆食少；④嗳气不爽；⑤舌质红，苔黄腻。次症：①头身困重，肢软乏力；②口苦吐酸；③大便不爽而滞；④小便黄赤；⑤脉濡数或细数。具备主症 2 项加次症 1 项，或主症第 1 项加次症 2 项即可诊断。年龄 18—60 岁。且不患有上消化道器质性病变；未合并严重心、肝、肾、造血系统和内分泌系统等原发性疾病者；妊娠、哺乳期妇女除外。

（3）干预方法

对照组治疗方案应用奥美拉唑肠溶片每次 20mg，每日 2 次；加多潘立酮片每次 10mg，每日 3 次，饭前 30 分钟口服，8 周为一个疗程。治疗组应用王文友老师拟定的"柴黄三仁汤"，每日 1 剂，水煎服，分早晚 2 次温服，疗程为 8 周。（柴黄三仁汤组方：柴胡 20g，黄芩 10g，生薏仁 30g，白蔻仁 10g，法半夏 10g，厚朴 10g，滑石 20g，淡竹叶 5g，通草 5g，金钱草 30g，大黄 5g，鸡内金 10g）。治疗 8 周后随访 1 年，记录不良反应及复发率。

（4）观察指标测定

1）安全性指标：血尿常规、肝肾功能（治疗前、治疗后）。

2）中医症状及其评分指标：观察治疗前后餐后不适、上腹胀痛、上腹烧灼感及早饱的症状积分变化。FD 症状积分参照 2010 版《功能性消化不良的中西医结合诊疗共识意见》，按症状频度和严重程度分别记 0~7 分。0 级 0 分，I 级 3 分，II 级 5 分，III 级 7 分。疗效指数计算：疗效指数 =（治疗前证候总分 − 治疗后证候总分）/ 治疗前证候总分 × 100%。疗效指数 <30% 为无效；30%~70%（含 30%）为有效；70%~95%（含 70%）为显效；1 或 >95% 为临床治愈。总有效率 = 治愈率 + 显效率 + 有效率。

3）血清胃动素：取空腹肘静脉血 3~5ml，常规（2 500 次 / 分，4℃，15 分钟）离心取血清，以放射免疫法检测血清胃动素（治疗前、治疗后）。

（5）统计学处理

统计处理采用 SPSS19.0 统计软件进行分析和检验。计量资料用 $\bar{x} \pm s$ 表示；对所检测的指标均进行正态分布检测；组内治疗前后比较采用配对样本 t 检验，组间比较采用独立样本 t 检验；计数资料采用卡方（χ^2）检验。

2. 结果

（1）总有效率

对照组 70 例，痊愈 12 例，显效 29 例，好转 25 例，无效 4 例，总有效率 94.28%；治疗组 70 例，痊愈 18 例，显效 34 例，好转 16 例，无效 2 例，总有效率 97.14%；治疗组与对照组比较有统计学差异（$P<0.05$），治疗组总有效率高于对照组。

（2）安全性指标

治疗组与对照组患者治疗前后 WBC、HGB、PLT、ALT、BUN、CR 值无明显变化，均在正常值范围内，差异无统计学意义（$P>0.05$），提示柴黄三仁汤安全性良好。见表 4-1。

表 4-1　两组治疗前后血常规、肝肾功能指标比较（$\bar{x} \pm s$）

项目	治疗组疗前	治疗组疗后	对照组疗前	对照组疗后
WBC（$\times 10^9$/L）	5.18 ± 1.42	5.36 ± 1.56	5.32 ± 1.17	5.27 ± 1.54
HGB（g/L）	128.64 ± 15.89	132.71 ± 17.05	131.27 ± 13.61	130.65 ± 15.40

续表

项目	治疗组疗前	治疗组疗后	对照组疗前	对照组疗后
PLT（×10⁹/L）	214.64±52.77	212.53±57.43	209.73±59.09	210.87±50.44
ALT（U/L）	22.33±9.42	19.96±10.56	20.67±10.81	23.50±11.62
BUN（mmol/L）	6.47±1.44	6.02±1.58	5.26±1.76	5.96±1.61
CR（μmol/L）	109.34±36.08	100.43±29.26	104.59±32.65	107.33±34.76

（3）中医症状及其评分指标

治疗组与对照组治疗前组间对比中医症状评分差异无统计学意义（$P>0.05$）。两组治疗后各项症状评分均较治疗前明显降低，差异有统计学意义（$P<0.01$），治疗后胃脘痞满、食欲减退、恶心呕吐评分两组间比较无统计学意义（$P>0.05$），治疗后治疗组口苦或黏、肢体困重、大便稀溏评分较对照组低，差异有统计学意义（$P<0.01$），治疗后总评分治疗组较对照组低，表明柴黄三仁汤在中医症状改善方面优于常规西医治疗。见表4-2。

表4-2　两组治疗前后中医症状评分（$\bar{x}\pm s$）

项目	治疗组疗前	治疗组疗后	对照组疗前	对照组疗后
胃脘痞满	6.7±0.6	2.4.±1.0[*]	6.3±1.4	2.9±0.9[*]
食欲减退	5.9±1.3	1.9±1.3[*]	5.7±0.9	2.1±0.8[*]
恶心呕吐	4.8±1.0	0.9±0.5[*]	4.9±0.9	1.1±0.7[*]
口苦或黏	5.8±1.4	1.0±0.5[*△]	5.6±1.0	3.1±1.0[*]
肢体困重	5.0±1.2	1.3±0.9[*△]	5.4±1.4	3.7±0.7[*]
大便稀溏	5.7±0.6	2.0±0.5[*△]	5.4±0.9	3.2±1.0[*]
总评分	31.9±2.4	8.8±2.0[*△]	30.5±1.9	14.4±2.1[*]

＊与治疗前相比较，$P<0.01$，△与对照组相比较，$P<0.01$

（4）血清胃动素（MTL）

两组患者治疗前MTL水平无统计学差异（$P>0.05$）；两组患者

治疗后 MTL 较治疗前均明显升高,具有显著性差异($P<0.01$),两组间比较,治疗组 MTL 下降幅度较对照组大,有统计学差异($P<0.05$)。显示柴黄三仁汤干预可显著增加血清胃动素分泌。见表4-3。

表4-3　两组治疗前后血清胃动素比较($\bar{x} \pm s$)

项目	治疗组疗前	治疗组疗后	对照组疗前	对照组疗后
MTL(pg/ml)	518.68 ± 82.05	367.33 ± 95.76 [*△]	523.17 ± 66.45	402.74 ± 87.48 [*]

＊与治疗前相比较,$P<0.01$,△与对照组相比较,$P<0.05$

3. 讨论

功能性消化不良是指症状起源于胃及十二指肠,并缺乏可引起上述症状的组织结构或生化异常的一组临床综合征。到目前为止,FD 的病因及发病机制仍不明确,疗效亦不佳,造成患者反复就医,甚至严重影响着人们的生活质量及耗费大量的医疗资源。据一项全球性系统评价表明,FD 患病率为 11.5%~14.5%;国内统计数字显示,FD 的发病率普遍较高,可达 18.4%~23.29%。患者临床症状多有上腹部胀满疼痛、早饱、嗳气、食欲不振、恶心、呕吐等,且多伴有焦虑、抑郁症状,严重影响患者的生活质量。患者发病较为缓慢,病程较长,且易反复发作,然而对于 FD 的治疗并没有较为规范的治疗方法。目前西医治疗主要以改变生活方式、抗幽门螺杆菌、促胃肠动力、抑酸及心理干预等为主。FD 的发病机制至今尚未完全明确,可能与胃肠道的运动、消化液分泌、精神因素及胃肠道血供、内脏神经感觉障碍等多个环节有关。近年来,人们认识到脑肠轴的功能失调引起的胃肠激素水平异常在 FD 发病中起重要作用。MTL 是公认的启动胃肠收缩活动的多肽类脑肠肽,主要由十二指肠和空肠黏膜在消化间期呈周期性分泌,主要通过增加细胞内钙离子浓度、兴奋胃平滑肌运动,促使胃强烈收缩和小肠分节运动,加快胃肠道的排空。通过调节胃动素分泌促进胃肠道运动是目前治疗 FD 的新途径。

古代中医文献并无功能性消化不良的病名,根据其临床表现多归属于祖国医学"痞满""胃痛""嘈杂""泛酸"等范畴。现代医家将FD的病因、病机进行归纳总结,认为其病位涉及肝、脾、胃。多认为其病因以饮食不节、情志失畅、脾胃虚弱、肝郁气滞等因素多见。王文友教授认为功能性消化不良当属中医学"痞满",其主要病机为脾胃湿热,湿邪黏滞而缠绵,使中焦失运导致胃肠功能紊乱而发病。王老认为,现代人饮食富足,动辄肥甘厚味,易患膏粱之疾。脾喜燥恶湿,脾胃气机以条畅为顺,饮食肥甘易生湿热,困阻脾胃,则升降失常。脾胃为五脏气机转运的枢纽,而五脏六腑皆有玄府,玄府是气机尤其是脾胃气机升降出入的基本通道,脾胃气机不得宣通,则脏腑气机皆郁闭,气机不得宣通,从而形成痞满之证。其治疗当以清化湿热、调畅气机、恢复脾胃功能为法。王老依60余年临床经验,拟柴黄三仁汤为治疗主方。组方为三仁汤加柴胡、黄芩、大黄、金钱草、鸡内金。其中三仁汤为治疗湿温病的代表方剂之一,由杏仁、白豆蔻、薏苡仁、滑石、通草、竹叶、厚朴、半夏组成,具有宣畅气机、清利湿热的功效。王老在此基础上加柴胡、黄芩,柴胡苦平,入肝、胆经,疏肝开郁、升清阳,能开气分之结;黄芩苦寒,归心、肺、胆、大肠、小肠经,清热燥湿降浊火,可泻气分之热。二者相互为用,既可调肝胆之气机,又可清泄内蕴之湿热。与三仁汤协用,调和表里,条达肝气,疏理脾气;又加鸡内金以消食化积,《医学衷中参西录》称其"不但能消脾胃之积,无论脏腑何处有积,鸡内金皆能消之";王老认为,湿热浊邪之消散,须有其道路而出,故以金钱草清利湿热,导湿热从小便出;大黄通下,导积滞从肠道出。王老应用此方治疗功能性消化不良脾胃湿热型。其临床症状为:脘痞胀闷、食后腹胀、口渴或不渴,但必思凉、大便黏滞、身体困重、舌苔黄腻。运用此方加减治疗,每获良效。

参考文献

[1] TACK J, TALLEY N J, CAMILLERI M, et al.Functional Gastroduodenal Disorders.In: Drossman DA, eds[M].In Rome: the functional gastrointestinal disorders, 2006: 419-486.

[2] 吴柏瑶, 张法灿, 梁列新. 功能性消化不良的流行病学[J]. 胃肠病学和肝病学杂志, 2013, 22(1): 85-90.

[3] Ernando-HarderAC, FrankeA, SingerMV, et al.Functional dyspepsia. New pathophysiologic knowledge with the rapeutic implications[J]. Medicina (BAires), 2007, 67(4): 379-388.

[4] 任小军, 任红红;, 陈英. 中医治疗功能性消化不良研究进展[J]. 辽宁中医药大学学报, 2019, 21(1): 218-221.

[5] Drossman DA. The functional gastrointestinal disorders and the Rome Ⅲ process[J]. Gastroenterology, 2006, 130(5): 1377-1390.

[6] 陈治水. 功能性消化不良的中西医结合诊疗共识意见（2010）[J]. 中国中西医结合杂志, 2011, 31(11): 1545-1549.

注：本文尚未发表。

王文友从湿论治"便秘"经验浅析

胡　昕

便秘既是一种独立的病证,也是一个在多种急慢性疾病过程中经常出现的症状。慢性便秘在结直肠癌、肝性脑病、乳腺疾病、阿尔茨海默病等疾病的发生中可能起重要作用。合并急性心肌梗死、脑血管意外等疾病时,过度用力排便甚至可导致死亡[1]。随着饮食结构改变、生活节奏的加快和受社会心理因素的影响,便秘的患病率呈上升趋势。现今社会中,湿热型便秘更为多见。王文友主任医师是全国老中医药专家学术经验继承工作指导老师和北京中医药传承双百工程指导老师,从事中医临床工作 60 余年,尤擅诊治脾、胃、肝、胆疾病。对于便秘疾病,王老主张多从"湿"论治,见解独到,疗效显著。我有幸师从王老,现将治疗湿热型便秘的经验总结如下。

一、辨证特点为从"湿"论治

便秘表现为排便次数减少、粪便干硬和(或)排便困难。排便次数减少指每周排便少于 3 次。排便困难包括排便费力、排出困难、排便不尽感、排便费时及需手法辅助排便,慢性便秘的病程至少为 6 个月[1]。中医学将本病归于"便秘"范畴,是指大肠传导功能失常,在《慢性便秘中医诊疗共识意见》中,分为肠道实热证、肠道气滞证、肺脾气虚证、脾肾阳虚证、津亏血少证[2]。中医对便秘的诊断并不单纯基于症状本身,而是注重从整体上考虑各脏腑的阴阳气血平衡,力求从根本上分清寒、热、虚、实,以便对症对因治疗。但是目前也面临证型纷乱、名目繁多、无统一标准的问题[3]。

王老认为,脾升胃降是运化功能正常的重要保障,胃喜燥恶湿,而"饮入于胃,游溢精气,上输于脾,脾气散精,上归于肺,通调水道,下输膀胱，水精四布，五经并行，合于四时五脏阴阳，揆度以为常也（《素问·经脉别论篇》）。"其强调了肺、脾、肾及三焦通调水道的作用，是运化功能的重要组成部分。如《内经》称便秘为"后不利""大便难"，病机与脾胃受寒、肠中有热等有关。汉代张仲景在《伤寒论》中将便秘分为阳结、阴结、脾约等。《丹溪心法·燥结》中则认为便秘由血少，或者肠胃受风，肠腔失于润养，燥屎秘结所致。唐宗海《血证论》云："肺移热于大肠则便结，肺津不润则便结，肺气不降则便结"，《诸病源候论·大便病诸候》指出"大便难者，由五脏不调、阴阳偏有虚实，谓三焦不和，则冷热并结故也……又云，邪在肾，亦令大便难。所以尔者，肾脏受邪，虚而不能制小便，则小便利，津液枯燥，肠胃干涩，故大便难。又，渴利之家，大便也难，所以尔者，为津液枯竭，致令肠胃干燥。"故便秘的发生与大肠、脾、胃、肺、肝、肾、三焦等脏腑关系密切。对于病因，《素问·至真要大论篇》云："太阴司天，湿淫所胜，大便难。"《素问·湿热病篇》亦云："阳明为水谷之海，太阴为湿土之脏，故多阳明太阴受病。"《素问·湿热病篇》又云："湿热之邪，从表伤者十之一二，从口鼻入者十之八九。"李东垣《脾胃论》云："湿热皆由饮食、劳倦损伤脾胃，乘天暑而病作。"从以上论述可知，湿热便秘的病机关键为脾胃先伤，复因湿热阻滞气机，肠道传导不利而致大便秘结或不畅。

王老认为，便秘病辨证首当辨寒热虚实。在临床实践中发现，随着生活水平的提高：或嗜食肥甘厚味致胃肠积热，耗伤津液，导致肠道干涩，便燥难排；或多思久坐，气机郁滞，腑气不通，传导失司，糟粕内停而成秘结；或夏季过食寒凉、久居空调环境，导致阴寒内盛，凝滞胃肠，而湿浊内生，蕴久化热，阻遏气机，耗伤气阴，亦导致脾胃升降失常，产生便秘。王老认为，目前在临证中多见湿热证型，故主张湿热证型便秘虽病位在肠，但病源在脾胃，常涉及肝、肺、三焦。湿遏气机，郁而化热，脾胃升降失司，肠腑传导失司，是本证型的主要病机，进而导致木壅土塞，脾虚失运加重，腹胀便黏；或郁热伤阴，津枯肠燥,便干难出。湿热蕴结肠道,湿性黏滞,热灼津液而表现为大便欠畅或欲便而不出;又因湿热阻滞中焦,脾胃气机不利,胃失和降而伴腹部胀满或不降反升而见嗳气反酸;或腑气不通而伴腹痛;脾开窍于口,湿热蕴结,津液生成不足,加之热灼津伤而伴见口干、口苦、舌红、苔黄腻等征象。

便秘的治疗当分虚实而治。实证以祛邪为主,标本兼治,邪去便通;虚证以养正为先,酌用甘温润肠之药,标本兼治,正盛便通。王老认为,针对湿热证便秘因脾失健运、湿热蕴结致肠腑传导失司的发病特点,其治疗当以健脾胃、调气机为要。脾胃健运,升降功能恢复,则水谷得化,湿热自除。在化湿清热治疗中,须注重分解湿热,使湿去则热易消解。同时,肺与大肠相表里,宣降肺气,促进脾胃升降功能恢复;脾胃健运,纳化正常则脾气散精,水津输布于四肢五窍百骸,则肠道得以传化糟粕。六腑以通为用,大便干结,解便困难,可用下法,但应在辨证论治的基础上以润下为基础,个别证型可暂用攻下之药。王老还指出,湿热证便秘的患者多见湿热、气滞证,严重或病久者可见血瘀证,在临床治疗时可酌情加用活血药。

二、经验方剂与用药特色

王老在临床治疗湿热型便秘时,多选白术、薏苡仁、茯苓等甘淡渗湿药以健运脾胃,祛湿而不伤阴;柴胡、枳实、枳壳、香附、槟榔、厚朴、乌药等理气消导并用;石菖蒲、白豆蔻、法半夏、藿香等芳香醒脾祛湿兼以清热;再配以苦杏仁、瓜蒌、牛蒡子等宣肺降气而通便;同时顺应"六腑以通为顺"之理,视患者老幼虚实,酌情应用大黄、芒硝,使腑气得通,湿热得清。王老在处方中还常常用到麦冬、玄参、生地黄等养阴之品,以防祛邪伤正;加大枣、甘草固护胃气。在湿热型便秘的治疗中,王老应用生白术多在 30g 以上。白术,苦甘温,归脾、胃经,具有补脾益胃、燥湿和中之功效,能燥湿止泻,用于湿盛泄泻。临床和实验研究表明,白术单用能通过改变慢传输型便秘(STC)大鼠结肠黏膜一氧化氮合酶（NOS）的表达而降低一氧化氮（NO）的合成，以达到治疗 STC 目的。其中剂量为 60g 的生白术能把上述效应发挥到最好[4]。《本草通玄》曰："白术，补脾胃之药，更无出其右者……土旺则清气善升而精微上奉，浊气善除而糟粕下输。"《神农本草经读》云："白术之功在燥，而所以妙处在于多脂。"故重用生白术治便秘乃取其质润气香，健脾运脾，疏通气机，从而使糟粕下输，清阳得升，浊阴得降，气机条达，湿热自除而大便通畅。

王老治疗便秘，并不拘泥于泻下剂，临床辨证处方常常以柴胡剂合承气汤、柴胡三仁汤加减应用，以调畅气机、疏肝健脾为主（王老治疗肝胆疾病的基本处方：大小柴胡汤、四逆散、柴胡三仁汤、柴胡三金汤[5]）。若气郁日久，郁而化火，可加黄芩、栀子、龙胆草以清肝泻火；若气逆呕吐者，可加半夏、旋覆花、代赭石；若七情郁结，忧郁寡言者，加白芍、柴胡、合欢皮以疏肝解郁；津液已伤，可加生地、玄参、麦冬以养阴生津；气滞血瘀者，可加桃仁、红花、赤芍之类活血化瘀。

三、养生调摄

便秘的发病与饮食不节关系密切，伴随年龄增长又易出现活动减少和情志不遂，使积损正衰，病情逐渐加重。许多慢性便秘症状的严重程度与抑郁、焦虑和恐惧等有关，因此，精神心理因素也是慢性便秘发病的重要因素之一。针对这一特点，王老提出在服用药物的同时还要注重养生调摄，顾护脾运，调畅肝气应是治疗的重要组成部分，饮食调摄是其中的首要环节。督促患者改变不良生活习惯，避免暴饮暴食，进食时注意细嚼慢咽，少食油腻辛辣，戒酒，均有助于减轻脾运负担和肝脏损害，使脾运恢复，肝气条达，从根本上消除致病因素；因脾主四肢，适当运动可以加速人体气血运行，促进水谷精微运化；忧思郁怒，可致肝失疏泄，脾气郁结，临床当引导患者进行自我情绪调节，保持乐观开朗的心态，戒忧思恼怒；养成定时排便的习惯。

四、病案举例

例 1

王某,女,67 岁,2017 年 7 月 26 日初诊。

便秘 2 年余,加重 1 周,大便干结,便而不畅,肠鸣矢气,腹中胀痛,胸胁满闷,口干口臭,心烦不安,小便短赤。舌红苔黄腻,脉滑数。中医诊断:便秘;辨证属湿热内蕴证。王老治以通腑泄热为先,处方:柴胡 10g,黄芩 10g,大黄 10g,枳实 10g,厚朴 10g,焦槟榔 15g,杏仁 10g,赤芍 10g,生地 15g,玄参 15g。5 剂,水煎服,每日 1 剂。

5 日后复诊,药后诸症减轻,舌淡红,苔黄稍腻,脉滑数。王老以前方调整:大黄 6g,枳实 10g,厚朴 10g,焦槟榔 10g,杏仁 10g,赤芍 10g,生地 15g,玄参 15g,麦冬 15g,焦三仙 30g。7 剂,水煎服,每日 1 剂。药尽便调,余症渐消。

三诊时,查舌淡红,苔薄黄,脉弦滑,王老处方以加味保和丸加减善后。

1 个月后电话随访,患者排便 1~2 日一行,质软,纳可眠安。

例 2

李某,女,49 岁,2016 年 4 月 8 日初诊。

排便不畅 1 年来诊,排便 1~2 日一行,头干后溏,质黏不成形,尿黄,纳食后易腹胀,呃逆,口苦口干。月经尚调,带下稍黄。苔薄黄,舌下脉络瘀暗,脉弦滑。中医诊断:便秘;辨证属肝郁脾虚,湿热中阻。治宜疏肝健脾,清热利湿通腑。王老处方:柴胡 20g,法半夏 10g,姜厚朴 10g,杏仁 10g,生白术 50g,金钱草 50g,土茯苓 30g,生薏米 30g,麦冬 20g,滑石 30g,生地黄 30g,瓜蒌 30g,大黄 5g。7 剂,水煎服,每日 1 剂。

2016 年 4 月 15 日二诊:药后腹胀、呃逆减轻,排便每日一行,质黏不成形,口苦口干减轻,舌脉同前,效不更方,继服前处方 14 剂。

2016 年 4 月 29 日三诊:患者排便 1~2 日一行,多数排便成形,余症渐消,舌苔薄黄,脉弦。处方:柴胡 10g,法半夏 10g,姜厚朴 10g,杏仁 10g,生白术 50g,金钱草 50g,土茯苓 30g,生薏米 30g,滑石 20g,生地黄 30g,麦冬 20g,桃仁 10g。14 剂,水煎服,每日 1 剂。

1 个月后电话随访,纳可便调。

参考文献

[1] 中华医学会消化病学分会胃肠动力学组.中国慢性便秘诊治指南(2013,武汉)[J].胃肠病学,2013,(10):605-610.

[2] 张声生,李乾构.慢性便秘中医诊疗共识意见[J].北京中医药,2011(01).

[3] 赵克.慢性便秘的诊断方法进展[J].中国中西医结合杂志,2015,4(35):503-504.

[4] 孟萍,尹建康.白术对慢传输型便秘大鼠结肠黏膜 NO 及 NOS 的影响[J].江西中医学院学报,2012(02).

[5] 邓力军,安莉.基于数据挖掘的王文友治疗肝胆疾病中药用药规律研究[J].北京中医药 2016,10(35):938-941.

注:本文发表于《中国实用医药》2018 年 13 卷 34 期 187-189 页。

王文友治疗脂肪肝经验

贺晓芳

【摘要】随着生活水平的提高,非酒精性脂肪性肝病的发病率呈逐年上升趋势,已经成为我国重要的慢性肝病之一,正严重威胁着人类的健康。王文友教授为国家级老中医药专家,临证60余年,临床经验丰富,尤其在肝胆、脾胃疾病的治疗和研究方面有着自己独特的见解,亦擅长治疗脂肪肝。王文友教授认为脂肪肝的发病多与生活压力增加、饮食结构改变,以及运动减少等有关。认为发病脏腑多涉及肝脾两脏,肝郁脾虚是其本,痰湿瘀热为其标;治疗上强调对患者生活方式及饮食习惯的干预,中药处方以疏肝健脾、清利湿热为法,并将活血软坚法贯彻始终,根据患者发病程度、辨证不同,治疗上各有侧重。常用方剂有小柴胡汤、四逆散、三仁汤等。本文对其临证经验及用药特点进行了总结。

【关键词】王文友 脂肪肝 疏肝健脾 清利湿热 活血软坚

王文友教授为国家级老中医药专家学术经验继承工作指导老师,全国名老中医药专家传承工作室专家,首批北京市中医药"薪火传承3+3工程"基层老中医传承工作室专家,临证60余年,临床经验丰富,擅长治疗各科疑难杂病,屡起沉疴。尤其对肝胆、脾胃疾病的治疗和研究有自己的独到见解,在治疗脂肪肝方面有良好疗效。笔者有幸侍诊左右,现将其治疗本病的临床经验介绍如下。

脂肪性肝病是一种脂肪代谢紊乱性疾病,是各种原因所致的肝脏脂肪(主要为甘油三酯)蓄积过多,代谢平衡失调,堆积量超过肝重量的25%以上,或在组织学上有50%以上肝细胞脂肪化时的病理状态[1]。随着生活水平的改善和生活方式的改变,脂肪性肝病发病率逐年上升,据报道,其发病率在一般人群中为10%~24%,在肥胖人群中则可高达 57.4%~74%,且发病年龄日趋年轻化,成为仅次于病毒性肝炎的第二大肝病,已被公认为隐蔽性肝硬化的常见原因,正严重威胁着人类的健康[2-3]。且与其相伴的肥胖、动脉硬化、糖尿病、高脂血症等亦成为心脑血管疾病的高危因素,故正日益受到人们的重视。现代医学在脂肪肝治疗上尚缺乏针对性的有效方法,常用饮食控制、体育锻炼、降血脂、改善肝功能、改善胰岛素抵抗等方法,疗效欠佳,且长期服用药物有一定的副作用。近年来,中医药在治疗脂肪肝方面取得了较好的疗效。经试验研究表明,许多方药有良好的抗脂肪肝的作用,疗效持久,不良反应少,有良好的前景和潜在的优势。中医药文献中并无脂肪肝相应的病名,但针对其发病特点及临床表现,多属"湿阻""痰饮""胁痛"及"积聚""肥气""肝着"诸证[4-6]。

一、病因病机

王文友教授认为脂肪肝发病率逐年上升与生活压力的增加、饮食结构的改变、运动量的减少、酗酒等多方面因素有关。发病脏腑多涉及肝脾两脏。现代人精神压力大,易紧张焦虑,常导致肝气郁结,三焦气化失常,气血津液代谢失常,而生成痰湿瘀等病理产物;同时肝主疏泄,体阴而用阳,和脾为五行相克的关系,《血证论·脏腑病机论》曰:"木之性主于疏泄,食气入胃,全赖肝木之气以疏泄之,而水谷乃化。"故有"见肝之病,知肝传脾"的说法。肝失疏泄,导致脾运化失调,加之现代人多食肥甘厚味,酗酒,运动减少,脾脏本伤,《内经》曰:"饮入于胃,游溢精气,上输于脾,脾气散精,上归于肺……水精四布,五经并行。"脾运化功能失调,则饮食不化为精微,而生成痰、湿、浊、膏脂等病理产物,痰浊阻络则成瘀,痰瘀痹阻于肝脉则生成脂肪肝。故王老认为脂肪肝的发病,肝郁脾虚是其本,痰湿瘀热为其标。

二、治疗经验

此类患者大多形体肥胖。轻度脂肪肝无明显自觉症状,多在体检中发现;中重度脂肪肝临床表现可见胁肋胀满、胀痛或刺痛不适,纳差,口苦,口黏或口臭,脘腹胀满,倦怠乏力,小便黄,大便秘结或便黏不爽,舌苔白腻或黄腻,舌质淡暗,舌下脉络纡曲,脉弦滑、弦涩或弦细等。王老临床上亦强调辨证与辨病相结合,对无症状的患者,临床仍须结合其现代化检查,如肝功能、血脂、腹部 B 超等表现,治疗以上疏肝健脾、清利湿热、活血软坚贯彻始终,根据患者发病程度,辨证程度不同,治疗上各有侧重。

（一）疏肝健脾治其本

此法王老多用于治疗以肝郁脾虚为主要临床表现,而湿热不重者,多为轻中度脂肪肝患者。临床表现多见胁肋胀满,纳差,食后腹胀,时有呃逆,便溏或便秘,女子经前乳胀,苔薄白,舌质淡,脉弦滑或弦细。治疗上常用小柴胡汤或四逆散加减。前者为《伤寒论》中和解少阳的主方,有和解枢机、调和肝脾之意。少阳为三阳之枢,和解少阳则三焦通利,使邪有出处,正气得复,疾病向愈。后者原为治疗阳郁于内,不达四末的阳厥主方,药仅四味,配伍巧妙。方中:柴胡配芍药,一散一敛,疏肝理气,调畅气机,又无耗伤阴血之弊;柴胡配枳实,一升一降,加强调畅气机,升清降浊之效,肝脾同调;芍药、甘草相配,酸甘化阴,养肝柔肝,王老认为其为疏肝理脾的基础方。临床具体用药,常用柴胡、黄芩、郁金、香附、川楝子等以疏肝理气,"肝体阴而用阳"。若本有肝阴不足,常用白芍 30g,养肝柔肝以疏肝;健脾临床常用白术、党参、薏苡仁、山药、茯苓、扁豆等,若便干用生白术30g,便溏则多用炒白术。

（二）祛湿（痰）清热治其标

此病程中患者以湿（痰）热内蕴为主要表现,常为中重度脂肪肝患者,临床多见胁肋胀满、胀痛,头昏蒙,周身困重,纳差,口苦,口黏或口臭,脘腹胀满,小便黄,大便粘黏不爽,舌苔黄腻或白黄相兼,舌质淡暗,脉弦滑等。王老临床常用三仁汤加减,三仁汤出自《温病条辨》,本用于治疗湿温初期,"方中杏仁辛宣肺气,以开其上;蔻仁、厚朴、半夏苦辛温通,以降其中;苡仁、通草、滑石淡渗湿热,以利其下",实是化湿涤浊,宣畅气机之良方。王老临床辨证为湿热内蕴之证,即使未见湿温症者,加减应用每获良效。且临床常与柴胡剂合用,取柴胡剂疏肝理气、疏泄三焦气机使邪有出路之意。临床上如伴口苦,常用金钱草以清利湿热,王老常用量为 30g 以上,并逐渐加量;如大便秘结,或黏、排便不畅,则用草决明、生首乌、生大黄、枳实、厚朴等以祛除胃肠积滞;若苔白厚如积粉,则用草果、槟榔,取达原饮之意以辟秽祛浊;若内有食积者,加生鸡内金、焦山楂、焦神曲等祛除食积以恢复脾胃功能。

(三)活血软坚防其渐

随着疾病的进展,特别是中重度脂肪肝患者,甚至有肝纤维化或肝硬化的表现,临床上多有不同程度的瘀血表现,在上述临床表现基础上常伴有胁肋刺痛不适,蜘蛛痣,或可见肝掌,舌质淡暗,舌下脉络纡曲,脉弦滑或弦涩等。若瘀血轻者,王老临床常加用赤芍、丹参、泽兰等凉血活血之品;若瘀血程度重者,王老临床常用三棱、莪术等破血消瘀之品;若临床见胁下积聚者,王老临床则多加生牡蛎、鳖甲等软坚散结之品,亦可口服大黄䗪虫丸。若肝功能异常,王老根据经验用药,常加刘寄奴、白花蛇舌草、虎杖等。

现代药理研究已证实,在王老临床常用的药物中,柴胡具有保护肝细胞损伤、促进肝脏中脂质代谢、防止肝纤维化过程的作用[7]。山楂既可消化肉食积滞,又可活血散瘀,含有丰富的脂肪酶,可促进脂肪水解,所含的多种有机酸能提高蛋白酶的活性[8]。丹参能显著降低大鼠模型血清和肝组织中总胆固醇、甘油三酯、游离脂肪酸、丙二醛的含量,降低血清谷丙转氨酶(丙氨酸氨基转移酶)、谷草转氨酶(天冬氨酸氨基转移酶)的活性,增加肝组织超氧化物歧化酶的活性,改善肝组织病理形态学,可能通过促进脂质代谢、抗脂质过氧化等机制起到治疗 NAFLD(非酒精性脂肪性肝病)的作用[9]。虎杖可以降低非酒精性脂肪肝大鼠模型肝组织和血清中的血脂和血糖水平,能够改善肝细胞内脂类聚集和脂肪变性,改善胰岛素抵抗[10]。同时,现代药理研究证实,白术、大黄、决明子等药物有降脂、调整肝脏脂肪代谢的作用[11];黄芩、刘寄奴、白花蛇舌草等药有降低血清转氨酶、消炎保肝的作用[12]。

（四）脂肪肝的生活干预

脂肪肝的疗程较长,根据其病情轻重,三个月到半年不等,且发病和不良的饮食习惯、多坐少动、工作压力大、生活不规律等多方面相关,所以脂肪肝的治疗除依赖药物治疗外,改变生活方式及饮食习惯占有至关重要的地位,需要患者和医者双方面的配合和坚持努力。王老临床上非常重视患者的医嘱,对每个患者都不厌其烦地再三叮嘱。酗酒的患者必须戒酒,以肥胖为主的患者"饮食宜清淡,以高蛋白、低糖、低脂肪、多纤维素饮食为主,忌食辛辣、油腻、煎炸、甜食,忌多食坚果及热性水果,慢吃多嚼,每口饭菜嚼 20 次以上,七分饱即可,晚餐宜少吃,不可加餐。运动以有氧运动为主,形式可以选慢跑、快走、跳舞、体操、打羽毛球等,以呼吸略快,微微汗出为度,每周坚持锻炼 3~5 次为宜。"另外,子午流注中肝胆主时在晚上 11 时至凌晨 3 时,中医主张天人合一,人应顺应自然,保证充足的休息。"人卧则血归肝",平素要避免过度疲劳,保证睡眠已达到护肝养肝的效果。临床上药物治疗加上严格的生活干预,往往可以取得良效。

三、典型病例

叶某,男,38 岁,发现脂肪肝 7 年,加重半年。

患者 7 年前体检中发现轻度脂肪肝,当时无临床表现,未予重视,未系统诊治。近半年时有右胁不适,倦怠乏力,间断服用"葡醛内酯片及护肝宁"无缓解来诊。现症见右胁肋部胀满,烦躁易怒,时有耳鸣,口苦口黏,思凉,纳可,食后胃脘胀满,时呃逆,时有身痒,齿衄,小便黄,大便黏不爽,日一行,眠差,早醒。舌苔黄厚,舌淡暗有齿痕,脉弦滑稍数。既往嗜烟酒,嗜食肥甘厚味,经常熬夜。查体:形体偏胖,身高 173cm,体重 87kg,超重 14kg,腹部膨隆,肝脾肋下未触及,肝区无压痛及叩击痛。检查回报:肝功能、血脂指标如下:谷丙转氨酶:180U/L,谷草转氨酶:120U/L,总胆固醇:7.78mmol/L,三酰甘油:3.58mmol/L,高密度脂蛋白:0.76mmol/L,低密度脂蛋白:4.18mmol/L;腹部 B 超:中度脂肪肝。西医诊断:中度脂肪肝。中医诊断:肝着病。辨证:肝郁脾虚,湿热内蕴证。治以疏肝健脾,清热祛湿。方药:柴胡25g,黄芩 10g,法半夏 10g,大青叶 12g,虎杖 30g,白花蛇舌草 30g,金钱草 50g,草决明 50g,生大黄(后下)3g,胆草 5g,藕节 15g,茅根 30g。14 剂,水煎服,每日 1 剂。并嘱其戒烟酒,同时饮食及运动干预。

二诊:药后胁肋胀满已减,无牙龈出血,思凉减,身痒减,晨起口苦,周身困重,大便日 2~3 次,无不适,小便黄。舌苔薄黄稍腻,舌淡暗,脉弦细。上方去大青叶、藕节,金钱草及草决明分别加至 60g,川军加至 5g,加杏仁 10g,厚朴 10g,生薏米 30g。14 剂,水煎服,每日1 剂。

三诊:已无右胁肋不适,口苦思凉减,脘胀好转,大便日 2 次,调畅,小便黄,舌苔薄黄,脉弦细。上方去柴胡、黄芩,加焦山楂 30g,继服 14 剂。

四诊:略有口苦,余诸症好转,继服上方。此后以三诊方加减服用 2 个月余,减重 10kg,复查肝功能、血脂均正常,腹部 B 超:未见明显异常。

按:此患者平素生活不规律,嗜烟酒厚味,且急躁易怒,易伤肝脾,右胁肋为肝脉所行之处,肝气郁结则右胁肋胀满不适;肝郁脾虚,脾失健运,湿热内生则口苦口黏,便黏不爽;热大于湿则思凉、身痒、齿衄;热扰心神则眠差早醒;苔黄厚为内有积滞表现。故王老首诊以疏肝清热、祛湿导滞为主:予柴胡、黄芩以疏理肝气,并调三焦气机;法半夏、大青叶、虎杖、白花蛇舌草、金钱草等祛湿清热;草决明、生大黄等祛除胃肠积滞;藕节凉血止血。二诊已无牙龈出血,思凉减,仍有口苦,周身困重,苔薄黄腻,故去大青叶、藕节,加大金钱草、草决明、川军用量,加杏仁、厚朴、生薏米等加强清利湿热、健脾导滞之力。三诊已无胁肋不适,故去柴胡、黄芩,加焦山楂以加强消食导滞之力,全方以祛湿清热、消食导滞为主,加减继服 2 个月而奏效。

四、总结

王文友教授通过 60 余年的临证经验,总结出脂肪肝行之有效的治疗方法。他认为脂肪肝发生的病机为肝郁脾虚,痰湿瘀热内生,治疗上以疏肝健脾为基础,结合祛湿(痰)清热、活血软坚为法,标本兼顾,气血同调。临床上又根据患者病情的不同,因人而异,各有侧重。常用方剂有小柴胡汤、四逆散、三仁汤等。常用的药物不仅在治疗脂肪肝方面有显著疗效,且有一定的降脂、改善肝功能的作用,值得我们进一步深入学习研究。同时王文友教授强调药物治疗的同时,患者的生活方式的改变、饮食运动的干预也尤为重要。

参考文献

[1] 李军祥,陈润花,余轶群.酒精性脂肪性肝病的疗效评价[J].世界华人消化杂志,2010,18(14):71-74.

[2] 田静,仝林虎.非酒精性脂肪性肝病的发病与血脂、血糖和体重指数的关系[J].内蒙古医学院学报,2011,33(4):401-403.

[3] 许嘉,巴蕾,吴文仓,等.脂肪肝的流行病学研究进展[J].慢性病学杂志,2013,14(7):539.

[4] 杨玉新,苏春芝.化浊通络法治疗非酒精性脂肪肝 60 例[J].河北中医药学报,2010,25(2):22.

[5] 毕宁娜,张钟爱.中医学对代谢综合征的认识和治疗[J].中医学报,2010,25(2):187-188.

[6] 程华焱,曾斌芳.脂肪肝中医病名的文献研究[J].新疆中医药,2008,26(6):16-18.

［7］朱兰香,刘世增,顾振纶.柴胡皂苷的药理作用及抗肝纤维化的应用［J］.中草药,2002,(10):101-102.

［8］王筠默.中药药理学［M］.上海:上海科学技术出版社,1995.

［9］路帅,韩雪,张睦清,等.丹参防治大鼠非酒精性脂肪肝药效机制的研究［J］.甘肃中医学院学报,2012,(4):4-6.

［10］江庆澜,马军,等.虎杖水提液对非酒精性脂肪肝大鼠的干预效果［J］.广州医药,2005,36(3):57-59.

［11］张良芝,常学辉.中医药治疗脂肪肝临证与实验研究简析［J］.中医药学刊,2002,(5):686-687.

［12］南京中医药大学.中药大辞典［M］.2版.上海:上海科学技术出版社,2006.

注:本文发表于《世界中西医结合杂志》2016年11卷11期1520-1522,1563页。

疏肝清热祛湿法治疗非酒精性
脂肪性肝病的临床观察

贺晓芳 邓力军 季 菲

【摘要】目的:探讨疏肝清热祛湿法治疗非酒精性脂肪性肝病(NFALD)的临床效果。方法:2013年6月至2014年8月在北京鼓楼中医医院门诊确诊为 NFALD 的患者91例,其中46例为中药治疗组,予口服疏肝清热祛湿中药加减,并予适当饮食、运动干预,控制血糖。另外45例为同期接受常规治疗的 NFALD 患者,处理措施包括饮食、运动指导,根据患者血糖、血脂情况对症用药控制血糖(二甲双胍片等)、血脂(他汀类)。观察治疗时间为3个月,比较两组患者主要症状评分(右胁胀满,右胁疼痛,神疲乏力)、肝功能(ALT、AST、GGT)、血脂(TG、TC)、体质量指数(BMI)、超声诊断弥漫性脂肪肝分度。结果:①主要症状积分:治疗前,中药治疗组 6.5 ± 1.5,对照组 6.4 ± 1.4,差异无统计学意义($t=0.329$,$P=0.743$);治疗后,中药治疗组 1.8 ± 0.6,对照组 2.3 ± 0.7,两组症状积分均较前降低($P<0.05$),且前者低于后者,差异有统计学意义($t=-3.661$,$P<0.001$)。② BMI:治疗前,中药治疗组 26.2 ± 2.3,对照组 26.8 ± 2.7,差异无统计学意义($t=-1.142$,$P=0.257$);治疗后,中药治疗组 23.9 ± 2.5,对照组 26.1 ± 3.3,仅中药治疗组较前有统计学意义的下降($P<0.05$),对照组变化不明显,组间差异有统计学意义($t=-3.590$,$P<0.001$)。③肝功能与血脂:两组治疗前的血清酶、血脂数值接近,无统计学意义的差异($P>0.05$);治疗后各指标均较治疗前改善($P<0.05$),中药治疗组的各指标均值低于对照组,其中 ALT、AST 的组间差异有统计学意义($P<0.05$)。4 ④ B 超分度疗效:中药治疗组显效9例,有效24例(共治愈17例),无效13例,总有效率71.7%;对照组显效3例,有效20

例(共治愈 13 例),无效 22 例,总效率 51.1%($Z=-2.334$,$P=0.020$)。
结论:中医疏肝清热祛湿法对于 NFALD 可能具有较好疗效,药效机制可能是基于对包括血脂在内的全身代谢的调整,但由于研究对象样本量有限,且未进行随机化处理,较为准确的结论尚需大样本随机对照研究的确认。

【**关键词**】非酒精性脂肪性肝病(NFALD)　中医中药　疏肝清热祛湿法

随着我国人民饮食结构、工作方式等的改变,非酒精性脂肪性肝病(nonalcoholic fatty liver disease,NFALD)的发病患者逐渐增多[1],已经成为引起肝病的第二大病因,仅次于病毒性肝炎[2]。目前西医对 NFALD 尚无特效的治疗药物,中医治疗也正处于探索阶段。我们在临床中以疏肝健脾、清利湿热为法,并将活血软坚贯彻始终,常获良效。为对该方法治疗 NFALD 有更为系统的认识,我们采用疏肝清热祛湿法治疗了一组 NFALD 患者,以同期仅接受健康指导及对症西药治疗的患者为对照,观察各指标治疗前后的变化,具体结果如下。

1. 对象与方法

2013 年 6 月~2014 年 8 月在我院门诊诊断为 NFALD 的患者 91 例。中药治疗组 46 例,男 26 例,女 20 例;年龄 30~65 岁,平均(42.1±8.3)岁;轻度者 15 例,中度者 19 例,重度者 12 例。常规治疗对照组 45 例,男 25 例,女 20 例;年龄 32~65 岁,平均(41.2.±9.1)岁;轻度者 16 例,中度者 18 例,重度者 11 例。两组患者在性别构成、年龄、病变程度方面无统计学意义的差异($P>0.05$)。

(1)诊断标准

参照《中国非酒精性脂肪性肝病诊疗指南(2010 年修订版)》[3]的诊断标准:①无饮酒史或饮酒折合乙醇量小于每周 140g(女性每周 <70g)。②除外病毒性肝炎、全胃肠外营养、药物性肝病、自身免疫性肝病、肝豆状核变性等可导致脂肪肝的特定疾病。③肝脏影像

学表现符合弥漫性脂肪肝的诊断标准且无其他原因可供解释。

（2）纳入排除标准

1）纳入标准：①符合 NFALD 诊断标准；② 2013 年 6 月~2014 年 8 月在我院门诊就诊者；③年龄 18~65 岁；④初次诊断者，既往未接受过针对 NFALD 治疗的患者；⑤治疗前后资料相关完整者。

2）排除标准：①合并药物性肝损伤、自身免疫性肝炎、病毒性肝炎等；②严重心、脑、肾及造血系统疾病者，肝硬化、肝癌患者，伴腹水者，胃肠道严重原发病者，精神病患者；③处于哺乳或妊娠期的女性患者；④ ALT、AST、GGT 数值高于正常上限 2.5 倍以上者；⑤服用西药减肥药者。

（3）分组治疗

常规治疗对照组：参照 2010 年 NFALD 诊疗指南，指导患者采取适当的饮食结构及有氧运动。根据患者血糖、血脂情况对症用药控制血糖（二甲双胍片等）、血脂（他汀类）。观察治疗时间 3 个月。

中药治疗组：①如前所述对患者进行适当的饮食、运动干预，血糖异常者给予相应治疗；②予疏肝清热祛湿中药加减治疗。主方：柴胡 15g，黄芩 6g，杏仁 10g，白豆蔻 10g，生薏苡仁 30g，法半夏 10g，金钱草 30g，决明子 50g，厚朴 10g，赤芍 10g，丹参 30g，山楂 30g。偏于脾虚者，症见纳差，食后腹胀，苔薄白，舌质淡，脉弦细等，加白术（大便干用生白术 30g，便溏用炒白术）、党参、山药。若大便干，或黏、泻下不畅去黄芩，加生何首乌、生大黄、枳实、厚朴以祛除胃肠积滞。偏于血瘀者，症见胁肋刺痛不适，舌质淡暗，舌下瘀（+~+++），脉弦滑等，根据血瘀轻重选用泽兰（轻者）、三棱、莪术（重者）。肝部积聚者，加生牡蛎、鳖甲。若肝功能异常，加刘寄奴、白花蛇舌草、虎杖。治疗 3 个月。

（4）观察指标

1）主要症状评分[4]：主要症状包括右胁胀满，右胁疼痛，神疲乏力。评分方法：0 级，没有症状，0 分；I 级，症状轻微不影响日常生活，

1分；Ⅱ级，症状中等，部分影响日常生活，2分；Ⅲ级，症状严重，影响到日常生活，难以坚持工作，3分。

2）实验室检查：包括肝功能（ALT、AST、GGT）及血脂（TG、TC）。

3）体质量指数（BMI）：BMI= 体重（kg）/ 身高^2（m）。

4）超声诊断弥漫性脂肪肝分度[5]：①轻度：肝脏实质近场回声呈弥漫性增强，远场回声衰减不明显，肝内管道结构尚清晰；②中度：肝脏实质近场回声增强，远场回声衰减，肝内管道结构模糊，但尚可辨认；③重度：肝脏实质近场回声有明显增强，远场回声衰减明显，甚至出现无回声区，轮廓模糊不清，肝内管道结构难以辨认。

收集治疗前及治疗后 3 个月时的上述观察项目结果。

（5）肝脏 B 超检查疗效[4]

1）痊愈：肝脏形态及实质恢复正常。

2）显效：减少 2 个级别，从重度恢复为轻度。

3）有效：减少 1 级，重度脂肪肝恢复为中度，或中度脂肪肝恢复为轻度。

4）无效：脂肪肝程度无改善。

（6）统计学方法

应用 SPSS 13.0 软件，分类资料比较采用卡方检验或秩和检验，定量资料组间比较采用两独立样本 t 检验，组内比较采用配对 t 检验，以 $P<0.05$ 为差异有统计学意义。

2. 结果

（1）主要症状积分与 BMI

主要症状积分：治疗前，中药治疗组 6.5±1.5，对照组 6.4±1.4，差异无统计学意义（$t=0.329$，$P=0.743$）；治疗后，中药治疗组 1.8±0.6，对照组 2.3±0.7，两组症状积分均较前降低（$P<0.05$），且前者低于后者，差异有统计学意义（$t=-3.661$，$P<0.001$）。

BMI：治疗前，中药治疗组 26.2±2.3，对照组 26.8±2.7，差异无统计学意义（$t=-1.142$，$P=0.257$）；治疗后，中药治疗组 23.9±2.5，对

照组 26.1 ± 3.3,仅中药治疗组较前有统计学意义的下降($P<0.05$),对照组变化不明显,组间差异有统计学意义($t=-3.590,P<0.001$)。

（2）肝功能与血脂

两组治疗前的血清酶、血脂数值接近,无统计学意义的差异($P>0.05$),治疗后各指标均较治疗前改善($P<0.05$),中药治疗组的各指标均值低于对照组,其中 ALT、AST 的组间差异有统计学意义($P<0.05$)(详见表 4-4)。

表 4-4 两组非酒精性脂肪性肝病患者治疗前后血清酶及血脂比较($\bar{x} \pm s$)

组别	时间	病例数	血清酶（U/L）			血脂（mmol/L）	
			ALT	AST	GGT	TG	TC
中药治疗组	治疗前	46	77.5 ± 24.7	54.7 ± 20.6	67.1 ± 29.8	2.8 ± 0.8	6.2 ± 1.1
对照组		45	75.8 ± 25.2	52.2 ± 23.5	60.1 ± 28.6	2.9 ± 1.4	6.0 ± 1.3
中药治疗组	治疗后	46	48.2 ± 23.1[①②]	38.3 ± 10.5[①②]	53.0 ± 19.1[②]	1.7 ± 0.5[②]	4.9 ± 0.8[②]
对照组		45	61.6 ± 27.5[②]	47.2 ± 19.5[②]	54.3 ± 19.2[②]	1.9 ± 0.9[②]	5.0 ± 1.2[②]

注:组间比较,① $P<0.05$(两独立样本 t 检验);组内比较,② $P<0.05$(配对 t 检验)

（3）B 超分度

治疗后两组脂肪肝程度均较前减轻,对照组轻、中、重度患者的改善人数分别为 11、8、4,中药治疗组对应的人数分别为 11、14、8,好于对照组。B 超疗效显示,中药治疗组显效 9 例,有效 24 例(共治愈 17 例),无效 13 例,总有效率 71.7%;对照组显效 3 例,有效 20 例(共治愈 13 例),无效 22 例,总效率 51.1%($Z=-2.334,P=0.020$)。两组治疗前后超声分度构成均无统计学意义的差异($P>0.05$)(详见表 4-5)。

表 4-5　两组非酒精性脂肪性肝病患者治疗
前后超声分度比较（单位:例）

组别	时间	病例数	无	轻度	中度	重度
中药治疗组	治疗前	46	0	15	19	12
对照组		45	0	16	18	11
中药治疗组	治疗后	46	17	15	10	4
对照组		45	13	12	13	7

注:治疗前组间比较,$Z=-0.288$,$P=0.773$;治疗后组间比较,$Z=-1.312$,$P=0.190$（Mann-Whitney U 检验）

3. 讨论

非酒精性脂肪性肝病（NFALD）,是一种与胰岛素抵抗（IR）和遗传易感密切相关的代谢应激性肝脏损伤[3],是西方发达国家慢性肝病最常见的原因（患病率为 20%~40%[6]）。NFALD 在我国发达地区的患病率为 11.5%~38.2%[7],已经成为我国引起肝病的第二大病因。NFALD 的发病机制比较复杂,目前比较流行的是"二次打击"学说,包括与 IR 有关的脂质代谢异常、TG 在肝细胞中的过多积聚及继发的氧化应激增加、脂质过氧化等。高脂肪高热量膳食结构、多坐少动的生活方式、IR、代谢综合征及其组分（肥胖、高血压、血脂紊乱和 2型糖尿病）被公认为是 NAFLD 的危险因素[3]。另有学者研究发现,TG 升高[8]、瘦素（LEP）受体表达下调[9]、铁负荷增加[10]、红细胞压积增加[11]等也与 NFALD 的发病密切相关,或是独立的危险因素。

我国 2010 年 NFALD 诊治指南推荐的治疗方法,主要包括改变生活方式、控制体质量和腰围、改善 IR、调整代谢紊乱及防治肝脏损伤等。近年西医报道了很多治疗 NFALD 的药物,但尚无特别有效的,或者有悖于指南的意见。对于降血脂药物,临床研究显示,大多数合成降血脂药短期疗效不明显,长期应用有肝毒性[12]。指南对于应用胰岛素增敏剂、他汀类药物等的意见相对保守,认为其对血清酶学及肝组织的改善作用尚不明确,对于护肝药物也仅建议在明确有非酒精性脂肪性肝炎(NASH),或有明显的肝脏损伤、进展性肝纤维化等情况下使用。临床上,指导合理饮食、适当运动及针对代谢紊乱的对症用药是常用的治疗方法。

根据临床表现,中医将 NFALD 归于"肝癖""胁痛""积聚"等范畴,一般认为其病在肝、脾、肾,由饮食不节、情志不畅或先天禀赋异常等引起的肝脾失调所致,分为肝郁脾虚、痰浊内生、湿热内蕴、痰瘀互结等证[4],辨证选方治疗。近年关于中医治疗 NFALD 的报道不少,用药或方法多样,均有较好疗效,但缺少高证据等级的文献,说明中医对于 NFALD 的治疗尚处于探索阶段。

现代人生活压力大,精神紧张易导致肝气郁结,三焦气化失常,气血津液代谢失常,从而生成痰湿瘀等病理产物;同时肝主疏泄,体阴而用阳,和脾为五行相克的关系。"见肝之病,知肝传脾",肝失疏泄,导致脾运化失调,加之现代人多食肥甘厚味,酗酒,缺乏运动,脾脏本伤,《内经》说:"饮入于胃,游溢精气,上输于脾,脾气散精,上归于肺……水精四布,五经并行。"脾运化功能失调,则饮食不化为精微,而生成痰、湿、浊、膏脂等病理产物,痰浊阻络则成瘀,痰瘀痹阻于肝脉则生成脂肪肝。故我们认为脂肪肝的发病,肝郁脾虚是其本,痰湿瘀热为其标。治疗上以疏肝健脾,清利湿热为主要治则,并将活血软坚贯穿始终。基本方中:柴胡、黄芩疏肝清热;杏仁、白豆蔻、生薏苡仁、法半夏祛湿健脾,和中止呕;金钱草清利肝胆;赤芍、丹参祛瘀活血;决明子清热润肠;厚朴行气燥湿;山楂消积散瘀。现代药理研究结果显示,组方中的中药多数具有护肝、抗炎、抗氧化及降低血脂作用。柴胡皂苷有抗炎、减轻肝损伤,以及降低高血脂动物血清胆固醇的作用。黄芩能降血脂、降低转氨酶及肝纤维化模型肝脏线粒体过氧化产物丙二醛的含量。杏仁可抑制血清 ALT、AST 的升高。半夏、赤芍、丹参、山楂具有显著的降血脂作用,赤芍、丹参、厚朴对肝脏损伤有保护作用,或同时具有抗肝纤维化、抗氧化、降低过氧化脂质(LPO)等作用。针对肝功能异常选用的刘寄奴、白花蛇舌草、虎杖为治疗肝病的常用药,活血利湿散瘀,具有护肝、抗炎及降低转氨酶的作用。

本研究临床分析结果显示,服用疏肝清热祛湿中药的 NFALD 患者的主要症状积分、BMI、血清酶、血脂及 B 超分度均好于接受常规治疗的患者,差异有统计学意义($P<0.05$),提示该治法对于 NFALD 可能具有较好的疗效,药效机制可能是基于对包括血脂在内的全身代谢的调整,但由于研究对象样本量有限,且未进行随机化处理,较为准确的结论尚需大样本随机对照研究的确认。

参考文献

[1] 李金萍,丁媛媛,王炳元,等.东北地区城市脂肪肝的患病率及其危险因素的流行病学调查[J].胃肠病学和肝病学杂志,2011,20(7):617-620,623.

[2] 陈利.高龄男性人群发生非酒精性脂肪性肝病的影响因素分析[J].海南医学,2014,25(12):1809.

[3] 中华医学会肝病学分会脂肪肝和酒精性肝病学组.中国非酒精性脂肪性肝病诊疗指南(2010 年修订版)[J].中国医学前沿杂志:电子版,2012,4(7):4-10.

[4] 中华中医药学会脾胃病分会.非酒精性脂肪性肝病中医诊疗共识意见[J].北京中医药,2011,30(2):83-86.

[5] 邹禄平,时昭红.葱白提取物联合针刺疗法治疗非酒精性脂肪性肝病(痰瘀互结型)的临床观察[D].湖北中医药大学,2013.

[6] Chitturi S,Farrell GC,Hashimoto E,et al. Non-alcoholic fatty liver disease in the AsiaPacific region:definitions and overview of proposed guidelines[J].J GastroenterolHepatol,2007,22(6):778.

[7] 张帆,黄一沁,保志军.非酒精性脂肪性肝病在我国城市地区的流行现状[J].中华消化杂志,2014,34(6):430.

［8］胡卫,张苗旋.非酒精性脂肪肝病与血脂的相关性研究［J］.数理医药学杂志,2014,27(3):267-269.

［9］崔红,沈震,刘文涛,等.瘦素与非酒精性脂肪性肝病的关系［J］.中西医结合肝病杂志,2014,24(2):120-122.

［10］张林杉,卞华,颜红梅,等.2型糖尿病患者铁负荷与非酒精性脂肪性肝病的相关性研究［J］.中华内分泌代谢杂志,2014,30(1):8-12.

［11］刘学奎,梁军,杨曼青,等.红细胞压积与非酒精性脂肪性肝病发生风险的相关性研究——五年随访观察［J］.中华内分泌代谢杂志,2014,30(1):18-21.

［12］翁丽芳,刘豫瑞.白色脂肪对非酒精性脂肪性肝病作用机制的研究及非诺贝特对其影响［D］.福建医科大学,2013.

注:本文发表于《中国中西医结合消化杂志》2017年25卷02期85-88页。

王氏疏肝消囊汤治疗肝囊肿临床随机对照研究

季 菲 邓力军 贺晓芳 赵冬梅 李 红

[摘要]目的:观察王氏疏肝消囊汤治疗肝囊肿临床疗效。**方法**:将66例患者随机分为治疗组、对照组各33例,分别给予王氏疏肝消囊汤和对症西药治疗,疗程8周,随访6个月,观察肝囊肿直径和症状评分。**结果**:治疗组完成32例,肝囊肿缩小28例,症状改善28例,总有效率87.50%。对照组完成31例,症状改善5例,总有效率16.13%。随访治疗组肝囊肿增大2例,对照组9例。两组间有统计学差异($P<0.05$)。**结论**:王氏疏肝消囊汤可缩小肝囊肿,改善症状,抑制囊肿生长,效果优于西药对症治疗。

[关键词]肝囊肿 王氏疏肝消囊汤 名医经验 王文友 中医治疗

肝囊肿是常见肝脏疾病,其中以先天性肝囊肿最为多见。西医治疗以外科手段为主,尚无有效药物。国家级名老中医王文友主任医师以经验方王氏疏肝消囊汤治疗该病颇有效验。本研究采取随机对照方式观察该方缩小囊肿、改善症状、抑制囊肿生长的临床疗效,并与对症西药比较,现报道如下。

1. 临床资料

(1)一般资料

全部病例来源我院2012年2月~2013年6月门诊和住院肝囊肿患者,共66例。以随机数字表法按1:1比例分为治疗组、对照组各33例。3例因搬迁中途退出而剔除,共63例完成治疗和随访。其中治疗组32例,男性17例,女性15例,年龄40~80岁,平均61.63±11.47岁。对照组31例,男性11例,女性20例,年龄35~79岁,平均61.29±12.05岁。疗前腹部超声检查肝囊肿最大直径,治疗组为 15.50±19.50mm, 对照组为 20.00±18.00mm。症状评分,治疗组为 2.00±1.00,对照组为 2.00±2.00。两组性别、年龄、肝囊肿最大直径及症状评分无统计学差异($P>0.05$),具有可比性。

（2）诊断标准

西医诊断标准参照人民卫生出版社 2005 年版《肝胆外科学》[1]拟定:①腹部 B 超检查可见肝内卵圆形无回声灶,壁光滑,薄膜完整,伴特征性信号增强和边缘影;②根据病史及辅助检查除外包虫病及非先天性肝囊肿。中医辨证属肝郁脾虚、血瘀水停证。辨证标准参考人民卫生出版社 2002 年版《中医内科学》[2]中积聚病结合临床经验拟定。主症:胁肋胀痛或刺痛,纳呆,腹胀,恶心。次症:胸胁苦满,脘痞,呃逆,嗳气;舌质暗,苔薄白,脉弦。

（3）纳入标准:①符合以上西医诊断标准及中医辨证标准。②年龄 30~80 岁。③不存在符合病例排除标准情况。④签署知情同意书。

（4）排除标准:①年龄在 30 岁以下,80 岁以上者。②妊娠或哺乳期妇女。③过敏体质或对本研究药物过敏者。④囊肿巨大,可能发生急腹症者或合并感染、破裂、出血等并发症者。⑤研究期间可能服用影响肝肾功能药物或肝肾功能明显异常者。⑥合并心脑血管、肝、肾和血液系统等严重原发性疾病、精神病患者。

2. 治疗与观察方法

（1）治疗方法

1）治疗组:口服王氏疏肝消囊汤配方颗粒。处方:柴胡 10g,法半夏 10g,路路通 10g,婆罗子 10g,刘寄奴 10g,生牡蛎 15g,当归 10g,香附 20g,赤芍 10g,合欢花 15g,炒白术 10g。每日 1 剂,分 2 次水冲服,早晚各 1 次。

2）对照组:西药对症治疗。胁痛者口服布洛芬缓释胶囊,每次300mg,每日 2 次,早晚各 1 次。腹胀、纳呆、恶心者口服多潘利酮,每次 10mg,每日 3 次,早、中、晚各 1 次。

3）疗程与随访

连续服药 8 周为一个疗程。6 个月后进行随访。

（2）观察指标

1）肝囊肿最大直径

治疗前后、随访时分别于北京市鼓楼中医医院功检科行腹部超声检查，记录肝囊肿最大直径。

2）症状评分

参照《中药新药临床研究指导原则》，将胁痛、纳呆、腹胀、恶心 4 项主症按无、轻、中、重级别分别记 0~3 分，于治疗前后、随访时分别计算症状评分。

3）安全性指标

治疗前后查肝、肾功能。

（3）统计学方法

采用 SAS8.2 软件进行统计学处理。正态分布数据用均数 ± 标准差描述，非正态分布数据用中位数 ± 四分位数间距描述。计数资料用 x^2 检验，正态分布计量资料用 t 检验，非正态分布计量资料用非参数检验。以 $P<0.05$ 为检验标准。

3. 疗效观察

（1）疗效判定标准

1）肝囊肿缩小疗效判定标准：显效：囊肿直径缩小 1/2 以上。有效：囊肿直径缩小 1/3 以上。无效：囊肿直径无明显变化或囊肿增大。复发：随访囊肿直径增大或出现新发囊肿。

2）症状改善疗效判定标准：显效：症状评分下降 80% 以上。有效：症状评分下降 60% 以上。无效：症状评分下降小于 60%。复发：随访相关症状再次出现或加重。

（2）结果

1）肝囊肿最大直径比较

治疗后治疗组肝囊肿最大直径为 10.00 ± 13.50mm，较前下降，

对照组为 21.00 ± 19.00 mm，较前升高。两组与治疗前比较，治疗后两组间比较均有统计学差异。详见表4-6。

表 4-6　肝囊肿最大直径比较

组别	例数	治疗前（mm）	治疗后（mm）	组内 S	组内 P	组间 Z	组间 P
治疗组	32	15.50 ± 19.50	10.00 ± 13.50	264	<0.0001<0.05	2.77	0.0056
对照组	31	20.00 ± 18.00	21.00 ± 19.00	–18	0.0078<0.05		<0.05

2）症状评分比较

治疗后治疗组症状评分中位数为 0.50 ± 1.00，对照组为 1.00 ± 1.00，两组均下降，与治疗前比较有统计学差异。两组间比较有统计学差异，治疗组低于对照组。详见表4-7。

表 4-7　症状评分比较

组别	例数	治疗前	治疗后	组内 S	组内 P	组间 Z	组间 P
治疗组	32	2.00 ± 1.00	0.50 ± 1.00	248	<0.0001<0.05	4.13	0.0001
对照组	31	2.00 ± 2.00	1.00 ± 1.00	105	<0.0001<0.05		<0.05

3）疗效评价比较

治疗组肝囊肿缩小显效 4 例，有效 24 例，无效 4 例，总有效率 87.50%，对照组肝囊肿无 1 例缩小。治疗组症状改善显效 16 例，有效 12 例，无效 4 例，总有效率 87.50%，对照组显效 2 例，有效 3 例，无效 26 例，总有效率 16.13%，两组间比较有统计学差异。详见表4-8。

表 4-8　治疗有效率比较

观察指标	组别	显效（例）	有效（例）	无效（例）	有效率（%）	x^2	P
囊肿缩小	治疗组	4	24	4	87.50	48.83	<0.0001
	对照组	0	0	0	0.00		

续表

观察指标	组别	显效（例）	有效（例）	无效（例）	有效率（%）	x^2	P
症状改善	治疗组	16	12	4	87.50	32.41	<0.0001
	对照组	2	3	26	16.13		

4）随访疗效比较

随访时治疗组肝囊肿缩小有效的 28 例中有 1 例囊肿较前增大，复发率 3.57%，无效 4 例中有 1 例增大，总数 32 例中共 2 例肝囊肿增大，增大率 6.25%。对照组总数 31 例中有 9 例囊肿较前增大，增大率 29.03%。两组增大率有统计学差异，详见表 4-9。治疗组症状改善的 28 例中无 1 例复发，对照组症状改善的 5 例中有 3 例再次出现相关症状，复发率 60.00%。

表 4-9 肝囊肿增大率比较

组别	总数（例）	囊肿增大（例）	增大率（%）	x^2	P
治疗组	32	2	6.25%	5.67	0.0172<0.05
对照组	31	9	29.03%		

5）安全性比较

两组治疗过程中均未见明显不良反应，疗程结束后复查肝、肾功能未见异常。

4. 讨论

肝囊肿多发于 50 岁以上人群[3]，目前通过超声、CT、磁共振成像等检查手段于正常人群中检出率为 2.5%~5%[4]。国内报道发病率为 3.09%，男女无明显差异[5]，随着年龄的增长发病率有升高趋势[6]。本病可分为寄生虫性与非寄生虫性两大类。寄生虫性以肝包虫病为多，非寄生虫性又分为先天性和非先天性两种，后者包括创伤性、炎症性、肿瘤性及退行性四种[6]。

先天性肝囊肿病因尚不明确,一般认为,系源于肝内迷走胆管与淋巴管胚胎期发育障碍或炎性上皮增生,导致管腔分泌物潴留而逐渐形成[7]。早期无明显症状,随着囊肿的增大可出现不同程度的上腹饱胀、隐痛、食欲下降,压迫邻近器官组织时可见疼痛、恶心呕吐、黄疸等症状,发生出血、穿孔或蒂扭转时可出现急腹症。影响临床表现的关键因素为肝囊肿直径大小[6],直径增大到3cm以上后生长速度加快,有报道显示直径较小的囊肿治疗效果更好,其治愈率显著高于直径较大者[8]。故本病虽属良性病变,仍应及早就诊求治。

既往西医治疗多采取开放手术,近年微创腹腔镜下开窗引流术、CT或超声引导下经皮穿刺抽液硬化治疗有取代传统手术的趋势。虽然治疗风险已显著降低,但因基层医疗设备条件有限、高龄患者手术禁忌症多、特殊部位囊肿操作困难等诸多因素影响,国内实际接受有创治疗患者不到1/3[6]。中医治疗肝囊肿适应症范围较广,可以满足部分难以接受有创治疗患者的需求。

王文友主任医师认为,本病属中医学"积聚病"范畴。其病位虽在于肝,但病因病机与脾有关。五脏之中肝脾两脏的联系最为密切,以其生理功能而言,土可培木,木能疏土,二者相互为用。病则肝病传脾,脾病传肝,常致两脏同病。人至中年,正气渐衰,脾运失健,最易因饮食不节而发病,致土壅而木郁,水湿不化,肝气郁结,气滞日久,瘀血内结,水饮留驻,遂生囊肿。因此,治疗当以疏肝健脾、活血利水为大法,两脏同治,攻补兼施,配合饮食调摄,减轻肝脾的负担,使运化恢复,肝气条达。

王氏疏肝消囊汤以柴胡、香附疏肝解郁理气,炒白术补气健脾、燥湿利水,刘寄奴破血止痛、下气逐水。此四味共用为君药,肝脾同治,标本兼顾,攻补兼施。加当归补血活血,赤芍散瘀清肝,生牡蛎软坚散结,法半夏燥湿运脾、消痞散结。此四味共用为臣药,助君药加强祛邪之力。佐以路路通行气活血利水,合欢花理气解郁开胃,婆罗子宽中下气和胃。诸药共用,既能针对病因病机施治,又可有效改善肝囊肿常见腹胀、胁痛、痞满等临床症状。

路路通、娑罗子、合欢花三味为王老临床常用角药,对肝、肾、卵巢等多个部位囊肿均有明显疗效。现代药理研究证实,路路通提取物具有明显抗肝细胞毒活性,合欢花总黄酮提取液有清除自由基的作用[9],而娑罗子主要活性成分七叶皂苷具有显著的抗炎、抗渗出、抗肿瘤作用[10]。上述药理作用可能与此三药治疗囊肿类疾患的机理有关,其具体机制尚待研究。

以上临床随机对照研究数据证实,王氏疏肝消囊汤可有效缩小肝囊肿,同时在改善症状方面也优于西药对症治疗。对照组使用对症西药,可在一定程度上减轻临床症状,但肝囊肿无一例缩小,且停药后症状易复发。随访数据显示,治疗结束6个月后治疗组肝囊肿增大率仍低于对照组,提示王氏疏肝消囊汤确有抑制肝囊肿生长的作用。治疗和随访期间两组患者均未出现不良事件,显示两组治疗都具有较好的安全性。研究所使用剂型为中药颗粒剂。其制备快捷,携带、服用方便,患者长期服药依从性较好。对于不能和不愿接受有创治疗的肝囊肿患者,本经验方确有推广应用的空间。

基于对本病病因病机与脾的运化密切相关的认识,王老还提出本病治疗中当配合养生调摄,从改变饮食不节的生活习惯入手,少进油腻,细嚼慢咽,避免过饱,适当运动,才能长期预防复发。

参考文献

[1] 陈孝平,陈汉.肝胆外科学[M].北京:人民卫生出版社,2005:437.

[2] 田德禄,蔡淦,单兆伟,等.中医内科学[M].北京:人民卫生出版社,2002:231-248.

[3] 陈建慧,杜燕,赵立翌,等.单纯性肝肾囊肿发病特点分析[J].江苏医药,2008,34(11):1179-1180.

[4] 秦建民,谢德红,殷佩浩,等.腹腔镜治疗肝囊肿的指征及手术操作技巧

　　　　［J］.肝胆外科杂志,2010,18（1）:34-36.

［5］房殿春.先天性肝囊肿的诊断和治疗［J］.现代消化和介入诊疗,2005,10
　　　（2）:89-90.

［6］毕文俊,范竹萍,邱德凯.207例肝囊肿的临床分析［J］.肝脏,2007,12（6）:
　　　451-454.

［7］李广洲,张晓静.超声引导下经皮穿刺置管多次灭能术治疗肝囊肿分析
　　　［J］.河北医药,2010,32（14）:1888-1889.

［8］魏志杰.超声探讨肝囊肿随时间的变化规律［J］.现代中西医结合杂志,
　　　2009,18（28）:3478-3479.

［9］施学丽.合欢花的研究进展［J］.中国民族医药杂志,2012,（12）:30-32.

［10］李珊,马玲云,李向日,等.中药娑罗子的现代研究进展［J］.亚太传统医
　　　药,2012,8（8）:178-181.

注:本文发表于《中国中西医结合消化杂志》2015年23卷7期486-489页.

柴胡三仁汤治疗慢性萎缩性胃炎脾胃湿热证临床研究

焦玉梅

【摘要】目的：观察柴胡三仁汤治疗慢性萎缩性胃炎脾胃湿热证的临床疗效。方法：选取 90 例慢性萎缩性胃炎脾胃湿热证患者，随机分为对照组和观察组各 45 例，对照组服用浓缩型摩罗丹进行治疗，观察组根据患者病情辨证使用柴胡三仁汤进行治疗，两组均连续治疗 4 周，治疗前后对两组患者的临床症状进行评分，观察两组的临床疗效和不良反应的发生情况。结果：治疗后，观察组总有效率为 95.6%，对照组总有效率为 72.1%，两组比较，差异有统计学意义（P<0.05）。两组胃脘胀痛、痞满烦闷、食少纳呆及嘈杂反酸症状积分均较治疗前降低，差异均有统计学意义（P<0.05）；观察组 4 项症状积分均低于对照组，差异均有统计学意义（P<0.05）。结论：辨证使用柴胡三仁汤对慢性萎缩性胃炎脾胃湿热证患者进行治疗，可有效缓解患者的临床症状，提高临床治疗效果，且安全性较好。

【关键词】慢性萎缩性胃炎 脾胃湿热证 柴胡三仁汤 摩罗丹 临床症状积分

慢性萎缩性胃炎为临床常见疾病，世界卫生组织将其列为胃癌前状态。诱发因素比较多，如幽门螺旋杆菌感染、金属接触、浅表性胃炎、缺铁性贫血、免疫反应、遗传因素等，可出现腹痛、腹胀、食欲不振、消化不良等临床表现。该病具有发病缓慢、病情复杂、久治不愈等特点，中医药在治疗慢性萎缩性胃炎方面取得了较好的效果[1]。笔者根据患者的病情，辨证使用柴胡三仁汤进行治疗，获得了良好的效果，现报道如下。

1. 临床资料

（1）一般资料

观察对象为本社区卫生服务管理中心全科诊室 2015 年 1~12 月收治的 90 例经临床诊断确诊为慢性萎缩性胃炎的患者，随机分为对照组和观察组各 45 例。对照组男 22 例，女 23 例；年龄 45~74 岁，平均 58.3 ± 9.6 岁；病程 0.5~9 年，平均 2.4 ± 0.8 年。观察组男 24 例，女 21 例；年龄 43~76 岁，平均 57.9 ± 9.5 岁；病程 0.5~8 年，平均 2.5 ± 0.7 年。两组性别、年龄、病程等经统计学分析，差异均无统计学意义（$P>0.05$），具有可比性。

（2）诊断标准

参照《全国慢性胃炎研讨会共识意见》[2]中慢性萎缩性胃炎的临床诊断标准：①有慢性胃炎病史，病程持续 6 个月以上；②经病理检查确诊为慢性萎缩性胃炎；③出现腹痛、腹胀、贫血、消化不良、体形消瘦等症状。

（3）辨证标准

辨证属脾胃湿热证。症状：胃脘胀痛，胸胁痞满，纳呆，大便溏烂；舌脉：舌淡红、苔黄腻，脉濡缓。

（4）纳入标准：①符合慢性萎缩性胃炎临床诊断标准，辨证属脾胃湿热证。②近期未使用过抗菌药物进行治疗。③同意参加临床研究并签署知情同意书。④无严重肝、肾等器质性疾病。

（5）排除标准：①因药物过敏而无法继续治疗。②未按照临床治疗方案用药而无法判定治疗效果。③精神明显异常。④有消化性溃疡、严重贫血等疾病。

2. 治疗方法

（1）观察组

服用柴胡三仁汤进行治疗，处方：生薏苡仁 30g，柴胡、滑石各 20g，黄芩、苦杏仁、白蔻仁、法半夏、厚朴各 10g，竹叶、通草各 6g。如出现腹胀痞满、瘀阻腹痛症状，加山楂 10g；出现大便燥结、头晕目眩症状,加决明子 10g;出现湿热黄疸则加用金钱草 15g。每天 1 剂,水煎,取药汁约 500mL,分早、晚 2 次服用。

（2）对照组

给予摩罗丹浓缩丸进行治疗,每次口服 8 丸,每天 3 次。

两组均连续治疗 4 周。

3. 观察指标与统计学方法

（1）观察指标

治疗前后对两组患者的临床症状进行评分,根据临床症状的严重程度,按无、轻、中、重度分别评为 1、2、3、4 分,观察的临床症状包括胃脘胀痛、痞满烦闷、食少纳呆、嘈杂反酸。并观察和记录两组患者出现的不良反应。

（2）统计学方法

将所得数据使用 SPSS17.0 统计软件分析处理。计数资料采用 χ^2 检验,计量资料采用 t 检验。$P<0.05$ 表示差异有统计学意义。

4. 疗效标准与治疗结果

（1）疗效标准

根据《中药新药临床研究指导原则（试行）》[3]中的疗效标准拟定,于治疗 4 周后评定。痊愈:临床症状、体征等完全消失,临床症状积分减少 80% 以上;显效:临床症状、体征明显好转,临床症状积分减少 60%~80%;有效:临床症状、体征有所改善,临床症状积分减少 30%~59%;无效:临床症状、体征未改善甚至加重,临床症状积分减少低于 30%。

（2）临床疗效比较

两组临床疗效比较见表 4-10。治疗后,观察组总有效率为 95.6%,对照组总有效率为 72.1%,两组比较,差异有统计学意义（$P<0.05$）。

表 4-10 两组临床疗效比较（例）

组别	n	痊愈	显效	有效	无效	总有效率（%）
对照组	45	10	17	5	13	71.1
观察组	45	14	23	6	2	95.6[①]

与对照组比较，① $P<0.05$

（3）临床症状积分比较

两组治疗前后临床症状积分比较见表 4-11。治疗前，两组胃脘胀痛、痞满烦闷、食少纳呆及嘈杂反酸症状积分比较，差异均无统计学意义（$P>0.05$）。治疗后，两组各项症状积分均较治疗前降低，差异均有统计学意义（$P<0.05$）；观察组 4 项症状积分均低于对照组，差异均有统计学意义（$P<0.05$）。

表 4-11 两组治疗前后临床症状积分比较（$\bar{x} \pm s, n=45$）

组别	时间	胃脘胀痛	痞满烦闷	食少纳呆	嘈杂反酸
对照组	治疗前	2.84 ± 0.56	2.74 ± 0.33	2.63 ± 0.47	1.89 ± 0.42
	治疗后	1.96 ± 0.46[①]	1.96 ± 0.25[①]	1.74 ± 0.38[①]	1.26 ± 0.38[①]
观察组	治疗前	2.88 ± 0.53	2.79 ± 0.35	2.66 ± 0.46	1.92 ± 0.44
	治疗后	1.23 ± 0.39[①②]	1.42 ± 0.19[①②]	1.17 ± 0.33[①②]	0.93 ± 0.21[①②]

与治疗前比较，① $P<0.05$；与对照组治疗后比较，② $P<0.05$

（4）不良反应

治疗期间，两组仅有少数患者出现轻度恶心、腹胀、腹痛等不良反应，通过调整给药时间等可显著降低发生频次，除此之外，两组患者均未出现其他不良反应。

5. 讨论

慢性萎缩性胃炎是消化科较常遇见的疾病。笔者在临床中所接触的患者病情轻重有所不同，临床表现亦千差万别，从无症状到腹胀、腹痛，用餐后胃、腹部胀满，嗳气等，严重者可出现胃黏膜损伤、消化道出血、胃黏膜腺体严重破坏等,严重影响着人们的日常生活。目前西医治疗该病的药物选择较少,多数为胃黏膜保护剂、抗生素、抑酸剂等。短期内可取得一定的效果,但复发率较高[4]。

近年来,许多学者结合中医疗法治疗慢性萎缩性胃炎。感受外邪、内伤饮食、情志失调等均可引起中焦气机不利,脾胃升降失职,日久可由实转虚。湿热之邪或肝胃郁热日久伤阴,阴津伤则胃失濡养,和降失司,形成虚实夹杂、寒热错杂之证。对于脾胃湿热证者,应以清热利湿为基本治则。

摩罗丹由百合、茯苓、玄参、乌药、泽泻、麦冬、当归、茵陈、延胡索、白芍、石斛、九节菖蒲、川芎、鸡内金、三七、白术、地榆、蒲黄组成,有和胃降逆、健脾消胀、通络定痛的功效,已广泛用于慢性萎缩性胃炎的治疗,并取得了较为满意的临床疗效,但是中成药的一个弊端是无法根据患者的个体化情况进行用药的加减。因此,本科室针对脾胃湿热证患者,以清热利湿为基本治则,采用柴胡三仁汤进行治疗。三仁汤出自清·吴鞠通《温病条辨》一书,基础方由苦杏仁、厚朴、竹叶、白豆蔻、薏苡仁、滑石、通草、法半夏等药味组成。方中苦杏仁宣利上焦肺气,白豆蔻化湿行气、宣畅中焦,薏苡仁健脾、利水渗湿、疏导下焦,三药共为君药,协同发挥宣上、畅中、渗下的作用;法半夏、厚朴化湿行气、散满消痞,共为臣药;滑石、竹叶、通草则具有利湿清热的作用;再加上柴胡、黄芩疏肝解郁、清热燥湿。诸药配伍,可协同发挥宣畅气机、清热利湿、疏肝健脾的良好效果,随症加减可有效达到临床治疗的预期目的。

本研究结果显示,观察组临床疗效优于对照组,4项症状积分均低于对照组,提示辨证使用柴胡三仁汤对慢性萎缩性胃炎脾胃湿热证患者进行治疗,可有效缓解患者的临床症状,提高临床治疗效果,且安全性较好,具有较大的临床应用价值。

参考文献

[1] 牛兴东,白音夫,寇琼,等.消痞萎胃康颗粒治疗慢性萎缩性胃炎70例临床研究[J].中国中西医结合消化杂志,2016,24(1):9-14.

[2] 中华医学会消化病学分会.全国慢性胃炎研讨会共识意见[J].中华消化杂志,2000,20(3):199-201.

[3] 中药新药临床研究指导原则(试行)[M].北京:中国医药科技出版社,2002:124-129.

[4] 侯政昆,刘凤斌,李培武,等.刘凤斌教授治疗慢性萎缩性胃炎的病例系列挖掘分析和经验总结[J].中国中药杂志,2015,40(11):2227-2234.

注:本文发表于《新中医》2017年49卷10期41-43页。

王文友清热利湿法治疗焦虑症的经验探讨

贾竑晓

【摘要】国家名老中医王文友从医 60 余年,发现"湿热内蕴"是临床疾病中常见的证候类型,提出焦虑症的病因病机是"湿热内蕴,少阳枢机不利",遣方用药以清热利湿,疏利少阳为原则,取小柴胡汤合三仁汤之意,选择柴胡、黄芩、半夏、白蔻仁、杏仁、薏苡仁等组方。湿热的产生与个体的情志、饮食关系最为密切,故当重视生活调适,叮嘱患者畅情志、节饮食。本文对此进行探讨,希望能为焦虑症的临床辨治提供思路。

【关键词】王文友 清热利湿 焦虑症 少阳主枢

病理性焦虑是指持续的无具体原因地感到紧张不安,或无现实依据的预感到灾难、威胁或大祸临头感,伴有明显的自主神经功能紊乱及运动性不安,常常伴随主观痛苦感或社会功能受损[1]。中国精神卫生调查显示,在我国焦虑障碍是加权终生患病率最高的精神障碍类别(7.6%)[2],严重影响着患者及家属的生活质量。

朱丹溪认为:"六气之中,湿热为病,十之八九",强调湿热是疾病发生的常见证候。近期一项焦虑症的中医病性研究发现,焦虑症的病性主要表现为"湿"和"热"[3],但是依据中华中医药学会颁布的《焦虑障碍中医临床指南》,焦虑障碍的辨证分型归纳为:肝郁化火证、瘀血内阻证、痰火扰心证、阴虚内热证、心脾两虚证、心胆气虚证、肾精亏虚证、心肾不交证 8 类[4],对湿热内蕴在焦虑障碍中的重要性认识不足。

王文友为国家级老中医药专家学术经验继承工作指导老师,全国名老中医药专家传承工作室专家,首批北京市基层老中医传承工作室专家,从医 60 余年,重视"少阳主枢""祛除湿热"的辨治原则。

对于焦虑症,王老主张从"湿热"论治,取得一定的临床疗效,本文对此进行分析探讨。

一、"湿热内蕴,少阳枢机不利"是焦虑症的病因病机

王老认为,随着人们饮食习惯和生活方式的改变,湿热证型已成为现今常见的疾病证候。湿热内蕴,侵犯少阳,枢机不利,是焦虑症的常见病理机制。

焦虑症的核心症状表现为莫名的担忧、紧张不安。少阳主枢,通达人体上下内外,经络定位在手少阳三焦经和足少阳胆经。"三焦手少阳之脉……布膻中,散络心包,下膈,循属三焦"(《灵枢·经脉》),湿热之邪侵袭手少阳三焦,并循经扰动心包,出现心神不安,表现为紧张不安、心烦;三焦本为"水谷之道路,气之所始终也"(《难经·三十一难》),是人体诸气和水液的运输通道,三焦受邪,气机郁滞、水液输布失常,湿邪内生,再与火热之邪交织,使得湿热留恋难祛。"胆足少阳之脉……贯膈,络肝,属胆",肝主谋虑、胆主决断,肝胆与人体的精神活动关系最为密切。湿热之邪,循经扰及肝胆,阻碍谋虑、决断功能,出现思虑过度,犹豫不决,易惊善恐,《灵枢·邪气脏腑病形》记载:"胆病者,善太息,口苦,呕宿汁,心下澹澹,恐人将捕之。"肝胆属木,内寄相火,胆气不利,最易化生火热,加上水湿不化,湿热交结留恋。

焦虑症的躯体症状复杂多样,具体可涉及心血管系统、消化系统、泌尿生殖系统、呼吸系统、神经系统,睡眠障碍等。湿邪为病,变化多端,无处不到:湿热扰乱心神,心神不安,表现心慌、心悸;湿热侵袭肝脾,循脉上蒸,表现为口干、口苦、胁痛;湿热下注膀胱,气化不利,表现为尿频、尿急;湿热上扰与于肺,肺失宣降,表现为呼吸困难,少气不足以息。此外,"三焦者,原气之别使也,主通行三气,经历于五脏六腑"(《难经·六十六难》),"凡十一脏,取决于胆也"(《素问·六节藏象论》),三焦和胆腑对人体的五脏六腑的功能皆有辅助作用,若

湿热之邪扰乱三焦、胆腑,便可累及五脏六腑,表现为全身症状。

因此,焦虑症的病因病机表现为湿热内蕴、少阳枢机不利。临床辨证时,若患者的临床表现除核心症状外,伴有面部发红、油腻、舌质红、体胖、苔黄厚腻,脉滑数等,当首先从此角度考虑。

二、清热利湿法的遣方用药原则

中医讲"千寒易去,一湿难除"。湿邪属阴,性黏腻,本当温化,但湿邪与热邪交织,寒热错杂,增加了治疗难度。王老认为,湿热内蕴、少阳枢机不利,当以"清热利湿,疏利少阳"为原则,方药可合"小柴胡汤""三仁汤"之意,进行加减治疗。

小柴胡汤为治疗少阳病的主方,《伤寒论》记载:"伤寒五六日,中风,往来寒热,胸胁苦满,嘿嘿不欲饮食,心烦喜呕,或胸中烦而不呕,或渴,或腹中痛,或胁下痞硬,或心下悸,小便不利,或不渴,身有微热,或咳者,小柴胡汤主之"。方中柴胡疏肝理气,开郁散结;黄芩清解郁热,燥湿祛邪,两者皆入少阳经,一散一清,是梳理少阳的常用配伍。现代研究表明,黄芩的主要成分黄芩苷是一种 GABA 受体 BDZ 功能位点的兴奋剂,具有抗焦虑和镇静药效的特性[5],而柴胡与黄芩配伍可以增加黄芩苷的煎出量[6],在临床上表现为抗焦虑作用。半夏性燥,能祛邪化湿,通利上、中二焦,现代研究表明,半夏具有镇静催眠、抗抑郁和改善学习记忆作用[7]。故王老认为,小柴胡汤具有疏利少阳,通调津液的作用,是治疗焦虑症的核心思想。

三仁汤出自《温病条辨》,是治疗湿温的常用方剂。方中,杏仁降气利肺,通上焦;白蔻仁温中除湿,理中焦;薏苡仁清热利湿,清下焦,故三焦畅而气机通,气机通而湿热除。除此之外,由于湿热交织,当谨慎使用温热助阳及甘补、酸涩之品,避免湿热久留,迁延不愈。

三、焦虑症的生活禁忌要点

王老尤其重视生活调护在疾病治疗中的意义,尤其是湿热性焦虑症,多因情志刺激引起,因各种因素引起情绪不畅,气机郁滞化火,加上水液输布不利,出现湿热交织。故对患者和家属的心理干预,有助于疾病的恢复。另一方面,湿热内生与饮食不节有着密切关系,民以食为天,"饮食自倍,肠胃乃伤",脾胃为水谷之海,饮食过多,超过脾胃运化的能力,便出现脾胃损伤,伤及脾阳,引起脾阳亏虚不能运化水湿,湿浊内生;再加上过食辛辣刺激,湿浊化火,湿热交结,表现为湿热内蕴。故要叮嘱焦虑症患者"饮食七分饱",忌生冷油腻和辛辣刺激。

四、典型病例

王某,男,57岁,2017年1月18日初诊。患者近1年来上腹痞满,食后胀甚,胸胁苦满,反酸(与进食无关),呃逆,心烦喜呕,头胀易惊,不规律出汗,下肢肿,手脚麻,肠鸣,口不苦,乏力,眠差,小便调,大便2~3次/日,完谷不化,体重超重30斤。舌苔薄黄稍腻,有齿痕,舌下脉络瘀暗(+),脉弦细。既往有高血压10余年。西医诊断:焦虑状态。中医诊断:痞满。辨证:肝热脾虚,湿热交结,气机不利。治法:祛湿泻热,调理气机。方药:柴胡25g,黄芩10g,法半夏10g,生苡仁30g,白蔻仁10g,杏仁10g,川朴10g,滑石块20g(先煎),竹叶5g,通草5g,胆草5g,生赭石6g(先煎),旋覆花10g(包煎),焦山楂30g,川军6g,莱菔子15g,14剂,水煎服,日1剂。二诊:患者自诉上腹痞满减轻,头沉重感减轻,胸胁苦满加重,呃逆略多,两脚冷,晨起咯白痰,胸部不适。舌苔薄黄,有齿痕,舌下脉络瘀暗(+),脉弦滑。方药:柴胡25g,黄芩10g,法半夏10g,川朴15g,生赭石6g(先煎),旋覆花10g(包煎),焦山楂30g,川军6g,白术10g,竹茹10g,泽泻30g,藿香10g,枳壳6g,郁金10g,14剂,水煎服,日1剂。三诊:诉胸胁胀满明显减轻,纳差,小便黄,大便3~4次/日,舌苔薄黄稍腻,有齿痕,舌下脉络瘀暗(+),脉弦细。继以上方加减30余剂而愈。

按语:患者高血压病史多年,加上性情易怒,引起少阳枢机不利,气机郁滞化热;肝气横逆,犯于脾胃,脾胃运化失常,水湿内生,与热交结,形成一派湿热之象。少阳枢机不利,则胸胁苦满、心烦喜呕;脾胃运化失常,则痞满、呃逆、肠鸣、乏力、完谷不化;湿热熏蒸上焦,清气不升,则头胀易惊;《伤寒论》记载:"伤寒五六日,中风,往来寒热,胸胁苦满,嘿嘿不欲饮食,心烦喜呕,或胸中烦而不呕,或渴,或腹中痛,或胁下痞硬,或心下悸,小便不利,或不渴,身有微热,或咳者,与小柴胡汤主之"。故本案以小柴胡汤和三仁汤加减,共奏调理气机,祛湿泻热之功。柴胡、黄芩调和少阳;半夏、薏苡仁、杏仁、白蔻仁祛湿;滑石块、竹叶通利小便而祛湿清热;川朴、代赭石、旋覆花、川军、莱菔子通降胃气;胆草以清利少阳湿热;焦山楂即能助胃消食又能入血通络。二诊,湿热之象已减,去生苡仁、白蔻仁、杏仁、滑石、竹叶、通草、胆草、莱菔子,但是"湿性黏浊,如油入面"较难除去,加竹茹10g,枳壳6g,泽泻30g,藿香10g降气和胃,清热化湿,并加白术10g,顾护脾胃之气,防止复发;而胸胁苦满明显,加郁金10g疏肝行气,活血开郁。

五、讨论

少阳主枢,其病理特征表现为手少阳三焦经、足少阳胆经,三焦、胆腑的阴阳、气血、虚实、寒热的变化。湿热侵袭少阳,少阳枢机不利,扰动心神和肝胆,出现无故的担忧、紧张不安;湿热弥散于五脏六腑,表现一系列的躯体症状。

王老从"湿热内蕴,少阳枢机不利"认识焦虑症的病因病机,临床治疗当合小柴胡汤、三仁汤之意进行加减,用药上可选择柴胡、黄芩、半夏、杏仁、白蔻仁、薏苡仁等。重视生活调适,要畅情志、节饮食。

参考文献

[1] 陆林.沈渔邨精神病学[M].北京:人民卫生出版社,2017.

［2］Huang YQ，Wang Y，Wang H，et al.Prevalence of mental disorders in China：a cross-sectional epidemiological study［J］. Lancet Psychiatry，2019，6（3）：211-224.

［3］董烁，尹冬青，贾竑晓.广泛性焦虑障碍中医湿、热证素研究［J］.中华中医药杂志，2018，33（8）：3671-3675.

［4］孙文军，曲淼，徐向青，等.焦虑障碍中医临床诊疗指南释义［J］.北京中医药，2018，（2）：105-110.

［5］郑辉，甄荣.黄芩苷对γ-氨基丁酸受体和抗焦虑症作用研究［J］.中国现代应用药学，2011，28（4）：304-306.

［6］张程亮，兰露露，任秀华，等.柴胡黄芩药对的基础研究探析［J］.世界科学技术-中医药现代化，2019，21（1）：33-37.

［7］张明发，沈雅琴.半夏及其炮制品对神经和循环系统的药理作用研究进展［J］.抗感染药学，2017，14（9）：1643-1648.

注：本文与他人合作修改后发表于《北京中医药》2019年38卷12期1186-1188页。